Das gesunde Herz

Dr. med. Joel K. Kahn

Das gesunde Herz

Wie Sie Herzerkrankungen trotz beruflicher Belastung vermeiden

Aus dem Amerikanischen übersetzt von Theresia Übelhör

Haben Sie Fragen an den Mankau Verlag?
Anregungen zum Buch?
Erfahrungen, die Sie mit anderen teilen möchten?

Nutzen Sie unser Internetforum:
www.mankau-verlag.de/forum

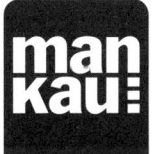

Impressum

Bibliografische Information der Deutschen Nationalbibliothek
Die Deutsche Nationalbibliothek verzeichnet diese Publikation in der
Deutschen Nationalbibliografie; detaillierte bibliografische Daten sind im
Internet über http://dnb.d-nb.de abrufbar.

Dr. med. Joel K. Kahn
Das gesunde Herz
Wie Sie Herzerkrankungen trotz beruflicher Belastung vermeiden
ISBN 978-3-86374-529-5
1. Auflage September 2019

Mankau Verlag GmbH
D-82418 Murnau a. Staffelsee
Im Netz: www.mankau-verlag.de
Internetforum: www.mankau-verlag.de/forum

Übersetzung: Theresia Übelhör, Heidelberg
Lektorat: Redaktionsbüro Julia Feldbaum, Augsburg
Endkorrektorat: Susanne Langer-Joffroy M. A., Germering
Cover/Umschlaggestaltung: Hauptmann & Kompanie Werbeagentur, Zürich
Innenteil/Layout und Satz: Lydia Kühn, Aix-en-Provence, Frankreich
Energ. Beratung: Gerhard Albustin, Raum & Form, Winhöring

Bildnachweis: Alle Bilder von @123 RF

Druck: Druckerei C. H. Beck, Nördlingen

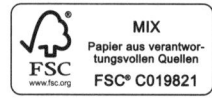

Die Originalausgabe ist im Verlag Book Publishing Company (Summertown,
USA) unter dem Titel»Dead Execs Don't Get Bonuses« erschienen.
© 2018 by Joel K. Kahn, MD. This Translation published by exclusive license
from Book Publishing Company with Agence Schweiger

Hinweis für die Leser/innen: Der Autor hat bei der Erstellung dieses Buches
Informationen und Ratschläge mit Sorgfalt recherchiert und geprüft, dennoch
erfolgen alle Angaben ohne Gewähr. Verlag und Autor können keinerlei Haftung
für etwaige Schäden oder Nachteile übernehmen, die sich aus der praktischen
Umsetzung der in diesem Buch vorgestellten Anwendungen ergeben. Bitte suchen Sie bei Erkrankungen einen erfahrenen Arzt oder Heilpraktiker auf.

Inhalt

Einleitung: Wichtige Fakten über das Herz 8

♥ KAPITEL 1
Imres Geschichte *von Felicia Molnar* 19

♥ KAPITEL 2
Die koronare Herzerkrankung 29

♥ KAPITEL 3
Wird bei einer Vorsorgeuntersuchung alles entdeckt? 43

♥ KAPITEL 4
Bestimmung der Herzkranzarterienverkalkung mittels CT 55

♥ KAPITEL 5
Intima-Media-Dicke – dünn ist angesagt 75

♥ KAPITEL 6
Lebensrettende Laboruntersuchungen. 87

♥ KAPITEL 7
Die wahren Krankheitsursachen 101

♥ KAPITEL 8
Wenn Sie den Stress nicht bewältigen, haben Sie verloren .. 111

♥ KAPITEL 9
Vorbeugemaßnahmen sind besser als Stents 125

♥ KAPITEL 10
Können Gefäßablagerungen rückgängig gemacht werden? .. 139

♥ KAPITEL 11
Schlussfolgerungen 161

Danksagung 164
Über Joel Kahn 166
Ressourcen 166
Literaturhinweise.................................... 167
Register.. 172

Dieses Buch ist Imre Molnar gewidmet,
dem Leiter des College for Creative Studies in Detroit,
der Ende 2012 tragischerweise an einem Herzinfarkt verstarb,
als er während eines Familienurlaubs in Kalifornien
eine Radtour unternahm. Unter seiner Leitung war der
Studiengang für Fahrzeugdesign in Detroit ausgebaut
und das College zu einer der führenden Ausbildungsstätten
für Automobildesign weiterentwickelt worden.
Viele namhafte Designer haben bei ihm ihre Abschluss-
prüfung abgelegt. Weltweit wurde sein Tod als Verlust
eines außergewöhnlichen Ausbilders, Familienmenschen
und Freundes betrauert.

Einleitung: Wichtige Fakten über das Herz

Ron sah wirklich nicht so aus, als ob er etwas mit dem Termin zu tun haben wollte, den wir für Montagvormittag vereinbart hatten. Er trug einen italienischen Anzug, elegante Schuhe und sagte mir, er sei auf dem Weg zum Flughafen, weil er eine seiner Fertigungsanlagen in South Carolina besichtigen wolle. Ich fand schnell heraus, dass er eine große internationale Firma leitete, die elektronische Bauteile für die Automobilindustrie herstellte. Als ich ihn fragte, weshalb er überhaupt hier sei, antwortete er: »Ich habe eine Falte in meinen Ohrläppchen.«

Seine Frau hatte mich in einer Radiosendung gehört, in der ich auf ein ungewöhnliches Anzeichen für eine stumme Herzerkrankung hingewiesen hatte, und sie hatte ihren Ehemann überzeugt, dass er sich untersuchen lassen sollte. Er hatte gerade eine Vorsorgeuntersuchung bei seinem Internisten hinter sich gebracht, hatte das Seniorenturnier seines Golfklubs gewonnen und war sehr stolz darauf, mit bald sechzig Jahren noch immer eine schlanke Taille zu haben. Nachdem ich ihm erläutert hatte, dass eine Herzerkrankung sich über Jahre hinweg unbemerkt entwickeln könne, bis es zu einem Herzinfarkt oder dem plötzlichen Herztod komme, und dass er, weil er Medikamente gegen seinen hohen Blutdruck und zur Senkung seines Cholesterinspiegels einnehmen musste, einem erhöhten Risiko ausgesetzt sei, stimmte er weiteren Untersuchungen zu. Beim nächsten Termin besprach ich mit ihm die Laborergebnisse und die Aufnahmen, die ich von seinem Herz und seinen Halsschlagadern gemacht hatte. Diese wiesen darauf hin, dass sein »Arterienalter« neunundsechzig, nicht neunundfünfzig Jahre betrug und dass er ein genetisches Risiko für vorzeitige Gefäßschädigungen geerbt hatte, nämlich das Lipoprotein (a). Dabei handelt es sich um eine Cholesterinform, die bei Routinelaboruntersuchungen nicht gemessen wird, und bei Ron lag der Spiegel um das Zehnfache über dem als normal geltenden Grenzwert. Ich versorgte Ron mit Informationen über die Rolle der pflanzlichen Ernährung, um eine Atherosklerose zu stoppen und rückgängig zu machen, sowie über einige auf sein individuelles Risikoprofil zugeschnittene Ergänzungsmittel (personalisierte Medizin genannt) und andere Nährstoffe, die hinsichtlich der Reversion von Arterienverengungen vielversprechend sind.

In den folgenden zwölf Monaten wurden bei Ron zusätzliche Laboruntersuchungen und Ultraschallaufnahmen der Halsschlagadern gemacht, und er freute sich, die Verbesserungen zu beobachten. Sein »Arterienalter« näherte sich tatsächlich wieder seinem wirklichen Alter. Er bat mich sogar, ein Web-Seminar über die Diagnose von Herzerkrankungen und deren Vorbeugung für seine Führungskräfte und Topmanager zu halten. Bei vielen von ihnen wurde eine unerkannte Atherosklerose festgestellt, und sie leiteten Maßnahmen ein, um ihren Alterungsprozess umzukehren.

Herzinfarkt:
eine gesundheitliche Katastrophe

Sind Ron und seine Mitarbeiter eine Ausnahme? Die Herzinfarktzahlen sind erschütternd: In den USA sterben jedes Jahr etwa 600 000 Menschen an einem Infarkt. Das ist jeder vierte Todesfall in unserem Land. (Anm. d. Red.: Auch in Deutschland sterben jährlich rund eine Viertelmillion Menschen an Herzerkrankungen, in Österreich und der Schweiz sind es weit über 30 000.) Herzerkrankungen sind sowohl bei Männern als auch bei Frauen die Haupttodesursache – und fordern deutlich mehr Opfer als etwa Krebs.

Die spezielle Art von Herzerkrankung, auf die ich mich in diesem Buch konzentriere, ist die koronare Herzkrankheit, die auch unter dem Begriff Atherosklerose (unpräzise häufig auch als Arteriosklerose bezeichnet) beziehungsweise Arterienverhärtung oder -verkalkung bekannt ist. Etwa alle fünfundzwanzig Sekunden erleidet ein US-Bürger einen Herzinfarkt, und alle neununddreißig Sekunden stirbt ein Amerikaner infolge einer Herzerkrankung oder eines Schlaganfalls. Wenn eine einzelne Person wie Imre Molnar, dem dieses Buch gewidmet ist, eine große Wirkung auf so viele Menschen in seinem Leben haben kann, dann multipliziere man das mit den vielen Hunderttausend, die gegenwärtig das gleiche Schicksal erleiden.

Denken wir nur einen Moment an all den Schmerz und das Leid, wenn ein Mensch einem Herzinfarkt erliegt. Ich muss dann immer an die Universität von Michigan, meine Alma Mater, denken, deren Footballstadion – »The Big House« – mehr als

100 000 Zuschauer fasst. Man stelle sich vor, dass dieses riesige Stadion achtmal mit Müttern, Vätern, Söhnen, Töchtern, Freunden und Mitarbeitern gefüllt ist, die alle einen Herzinfarkt erlitten haben, von denen viele tödlich waren. Das entspricht der Zahl der Herzinfarkte, die sich jedes Jahr in den USA ereignen. Und weitere 470 000 Menschen erleben jährlich einen zweiten Herzinfarkt. Diese könnten »The Big House« noch weitere fünfmal füllen. Obwohl diese 470 000 Menschen schon zuvor einmal in unserem symbolischen Stadion gewesen waren, konnten all die Ressourcen unseres Gesundheitssystems einen weiteren Infarkt nicht verhindern. Und schließlich belaufen sich die Kosten der koronaren Herzerkrankungen für Behandlung, Medikamente und Arbeitsausfall allein in den Vereinigten Staaten auf jährlich mehr als 100 Milliarden Dollar.

Herzinfarkte in der Vorstandsetage

Wie häufig kommt es vor, dass die Karriere eines Managers wie Imre Molnar durch einen Herzinfarkt abrupt beendet wird? Ein Artikel in *The Stanford Closer Look Series* mit dem Titel »Plötzlicher Tod eines CEO: Sind Firmen auf die Katastrophe vorbereitet?« berichtete, dass in den USA jährlich sieben Vorstandsvorsitzende börsennotierter Unternehmen plötzlich versterben, wobei der Herzinfarkt die häufigste Todesursache ist.

Als Jai Nagarkatti, CEO der Chemiefirma Sigma-Aldrich, plötzlich an einem Herzinfarkt verstarb, gingen in dem Unternehmen die Geschäfte weiter wie immer. Schon am folgenden Tag wurde dank einer bestehenden Nachfolgeregelung ein neuer Chef bestimmt. Doch als Gordon Teter, CEO von Wendy's International, einem Herzinfarkt erlag, blieb sein Posten monatelang vakant, und erst nach mehr als einem Jahr war Imre Molnars Vorstandsposten wieder besetzt.

Klar ist, dass selbst hochrangige Persönlichkeiten, die Zugang zur besten medizinischen Versorgung haben, vorzeitig einem Herzinfarkt erliegen können, weil es nicht gelingt, das Risiko und die Entwicklung einer stummen Herzerkrankung rechtzeitig zu erkennen. Die Liste der Vorstandsvorsitzenden, die plötzlich an einem Herzinfarkt verstorben sind, ist lang: Kenneth Lay von Enron, Rick Lester von Target Research Group Arts, Jim Cantalupo von McDonald's, Ranjan Das von SAP, Paul McIlhenny von Tabasco und viele mehr. Sie alle starben unerwartet in leitender Position großer Unternehmen und hinterließen trauernde Familien und Mitarbeiter.

Die Einzelheiten der Karrieren und die tragischen Todesumstände dieser CEOs stießen jeweils auf großes öffentliches Interesse, und die Probleme in ihren Unternehmen waren nach ihrem Tod gewaltig. Nehmen wir zum Beispiel Ranjan Das. Er war im Alter von zweiundvierzig Jahren der Regional-Vorstandsvorsitzende von SAP Indien und der jüngste CEO eines multinationalen Unternehmens in Indien. Er kam gerade vom firmeneigenen Fitnessstudio nach Hause, als er einen tödlichen Herzstillstand erlitt.

Ranjan Das war für seine gesunde Ernährungsweise und seine vielen sportlichen Aktivitäten bekannt. Erst wenige Monate vor seinem Tod war er einen Marathon gelaufen (im

Gedenken an Jim Fixx, den weltbekannten Läufer und Autor von *The Complete Book of Running,* der im Alter von zweiundfünfzig Jahren einer Herzerkrankung erlag).

Ranjan Das hatte bei SAP sämtliche Marketing-Aktivitäten geleitet und entwickelt, und er hatte zahlreiche Positionen im Verkauf inne, wie zum Beispiel die Software-Verkäufe und den Software-Support. Außerdem hatte er kurz vor seinem Tod ein Start-up in Silicon Valley gegründet. Dank eines Vollstipendiums hatte er am Massachusetts Institute of Technology (MIT) studieren und an der Harvard Business School seinen MBA-Abschluss ablegen können. Er verfasste Kurzgeschichten und Essays und plante, einen Film zu drehen.

Bei seinem Tod hinterließ er seine Frau und zwei Kinder im Alter von zwei und zehn Jahren. Sein tragischer Tod ist auf so vielen Ebenen erschütternd. Wir werden nie erfahren, ob seine stumme Herzerkrankung mithilfe modernster Laboruntersuchungen und bildgebender Verfahren hätte diagnostiziert werden können und ob Veränderungen der Lebensweise, Nahrungsergänzungsmittel oder Medikamente sowie Revaskulierungstherapien sein Leben hätten verlängern können oder nicht. Mein ganzes Mitgefühl gilt seiner Familie und seinen Freunden.

James Cantalupo schien im Leben alles erreicht zu haben. Im Alter von sechzig Jahren war er Vorstandsvorsitzender von McDonald's. Er war ausgebildeter Wirtschaftsprüfer und hatte bei diesem Fast-Food-Giganten eine dreißigjährige Karriere hinter sich, wo er als Controller begonnen hatte, dann zum Gebietsleiter, zum Präsidenten von McDonald's International und schließlich zum Vorstandsvorsitzenden aufgestiegen war. Unter seiner Leitung wurden Salate, Happy Meals für Erwachsene sowie Joghurt und Obst auf die Speisekarte von McDonald's gesetzt. Darüber hinaus saß er im Vorstand der Sears Roebuck Company. Er hielt sich gerade für eine Konzerntagung in Orlando auf, als er am frühen Morgen plötzlich in seinem Hotelzimmer zusammenbrach, nur wenige Minuten, bevor er vor Franchisepartnern eine Rede halten sollte. Mit dem Rettungswagen wurde er in eine nahe Klinik gebracht, doch trotz unablässiger kardiopulmonaler Wiederbelebungsmaßnahmen wurde er beim Eintreffen im Krankenhaus für tot erklärt. Als Ursache wurde ein schwerer Herzinfarkt angegeben. Er hinterließ seine Frau und zwei Kinder. Ich kann mir den Schock, den Schmerz und die Trauer der Familie von James Cantalupo kaum vorstellen, und ich bin in Gedanken bei ihnen.

Und lassen Sie mich schließlich von Dr. John Warner berichten, einem Kardiologen aus Dallas, Texas, der ungeheuer großes Glück hatte. Warner arbeitet als Chefkardiologe am Southwestern Medical Center der Universität von Texas (wo ich vor vielen Jahren meine Ausbildung absolvierte) und ist dort Chief Medical Officer. Vor Kurzem hielt er einen Vortrag vor einigen Tausend Kardiologen und brachte seine Sorge darüber zum Ausdruck, dass er 52 Jahre alt sei und dass in seiner Familie männliche Angehörige aufgrund von Herzerkrankungen selten ihren 60. Geburtstag erlebten. Er forderte, die Aufmerksamkeit verstärkt auf die Vermeidung von Herzinfarkten zu lenken.

Am nächsten Morgen erlitt er in seinem Hotelzimmer einen Herzinfarkt, der von einem Herzstillstand begleitet war. Dank der schnellen Reaktion seiner Familie und anderer Anwesender wurden Wiederbelebungsmaßnahmen eingeleitet.

Er wurde mit Elektroschocks behandelt, und im örtlichen Krankenhaus konnte ihm in einer Notoperation ein Stent eingesetzt werden.

Die Tatsache, dass Dr. Warner inzwischen wieder arbeitet, belegt die wunderbare Wirkung sofortiger Wiederbelebungsmaßnahmen und der modernen medizinischen Versorgung, die allerdings bei weniger als 50 Prozent der Opfer eines Herzstillstands erfolgreich sind. Das deutet auf ein eklatantes Problem hin. Warum war sich dieser hochgebildete Mann des drohenden Herzinfarkts nicht bewusst? Welche Untersuchungen können bei Menschen wie ihm durchgeführt werden, um eine stumme Herzerkrankung und deren Ursachen zu erkennen? Und was kann unternommen werden, um den Prozess zu stoppen und rückgängig zu machen? Warner hatte sehr großes Glück, und als Kardiologe ist er in einer Position, die es ihm ermöglicht, die Botschaft zu verbreiten, dass tote Manager, tote Ärzte, tote Rechtsanwälte, tote Wirtschaftsprüfer, tote Vorstandsvorsitzende, tote Geschäftsführer, tote Zahnärzte, tote Professoren, tote Lehrer, tote Polizisten und so weiter weder Boni erhalten noch Urlaubstage oder die Zeit bekommen, ihr Leben zu genießen.

Ein Vorsorgeplan

Schon vor Jahrzehnten stellte der britische Arzt Denis Burkitt fest, dass das Gesundheitssystem einem Wasserfall gleiche. Das System sei darauf ausgerichtet, Menschen zu behandeln, die über die Kante ins Wasser gestürzt und verletzt seien und daher Notfallversorgung benötigten. Krankenwagen, Notaufnahmen und eine sofortige Behandlung könnten den Verletzten retten. Ein vernünftiger Plan bestehe jedoch darin, einen Sicherheitszaun um den Wasserfall zu errichten, um solche Verletzungen und Notfälle zu verhindern und die Fälle der Akutversorgungen zu verringern. Für die Vermeidung von Herzinfarkten müsse ein ähnlich vernünftiger Plan entwickelt werden.

Das Ziel dieses Buches besteht darin, die Gefahr zu minimieren, dass Sie in den sprichwörtlichen Wasserfall stürzen, Ihr Leben riskieren und eine Notversorgung benötigen, um einen Herzinfarkt zu überleben. Dank des technologischen Fortschritts der vergangenen Jahrzehnte ist es möglich, eine Herzerkrankung in einem so frühen Stadium zu erkennen, dass die Behandlung Jahre vor einem eventuellen Herzinfarkt begonnen werden kann. Darüber hinaus hat sich gezeigt, dass einfache Veränderungen der Lebensweise sowie bestimmte medizinische Therapien 80 bis 90 Prozent der Herzinfarkte verhindern können. Und selbst eine diagnostizierte koronare Herzerkrankung und stark verschlossene Herzkranzgefäße können mithilfe der Ernährung und anderer nicht-invasiver Maßnahmen behandelt werden und zu einer Reversion der Gefäßverengung und einer Verbesserung der Symptome und der Ergebnisse führen.

Entscheidend ist, dass mehr Menschen – vor allem diejenigen in stressreichen Führungspositionen – lernen, wie sie ein Leben ohne Herzinfarktgefahr führen können. Ich habe meine Freundin, Felicia Molnar, gebeten, hier ihre schmerzhafte Geschichte zu erzählen und von der Tragödie zu berichten, die ihren geliebten Ehemann Imre dahinraffte und seiner erfolgreichen Managerkarriere in Detroit abrupt ein Ende setzte. Ich hoffe, dass ihre Worte Sie veranlassen, aktiv zu werden. Bitte ignorieren Sie die Hinweise nicht, die Ihnen in diesem Buch gegeben werden. Sprechen Sie darüber mit Ihren Freunden, Mitarbeitern und Familienangehörigen, und erhöhen Sie dadurch die Wahrscheinlichkeit, ein Leben ohne Herzerkrankung und Herzinfarkt zu führen.

Schützen Sie Ihr Herz

- In der westlichen Welt sind Herzinfarkte die Haupttodesursache.
- Große Unternehmen sind vom plötzlichen Tod eines Vorstandsvorsitzenden ebenso betroffen wie kleine Firmen.
- Über 90 Prozent der Herzinfarkte sind dank früher Diagnose, moderner Laboruntersuchungen sowie einer Kombination aus schützender Lebensweise und integrativen kardiologischen Therapien vermeidbar.

Erste Schritte

Lesen Sie dieses Buch von vorn bis hinten durch, und vereinbaren Sie sofort einen Termin für eine gründliche Herzuntersuchung, damit das Schicksal nicht in Ihrer Vorstandsetage, an Ihrem Arbeitsplatz oder in Ihrer Familie zuschlägt.

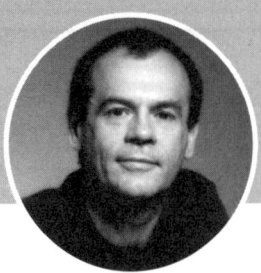

Imre Molnar

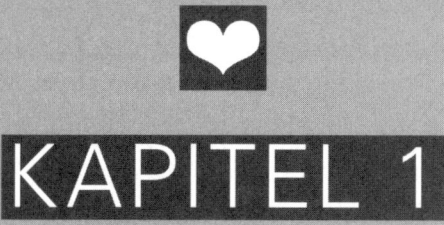

KAPITEL 1

Imres Geschichte
von Felicia Molnar

Viele der nicht auf dem Gebiet der Medizin tätigen Menschen haben vorgefasste Meinungen darüber, welcher Personenkreis am ehesten einen Herzinfarkt erleidet. Zumeist denken sie, nur Leute, die sich von Pommes frites ernähren und Unmengen Bier trinken, seien dieser Gefahr ausgesetzt. Mein Mann sagte voller Zuversicht: »Das passiert mir nicht!« Und er ergriff eine Reihe von Maßnahmen, um es zu verhindern. Imre ernährte sich vegetarisch, ging regelmäßig zum Schwimmen und fuhr mit dem Rad. Als er Ende dreißig war, hörte er von heute auf morgen auf, Alkohol zu trinken. Ich gehe davon aus, dass er in seiner Jugend gelegentlich einen Joint und hin und wieder eine Zigarette geraucht hat – schließlich war er ein Kind der Sechzigerjahre. Aber als ich ihn kennenlernte, war er vierzig Jahre alt und topfit. Regelmäßig fuhren wir in Kalifornien und in der Schweiz mit unseren Rädern die Berge hinauf, tauchten im Roten Meer und in seiner Heimat Australien, und jeder von uns belegte unweit unseres Zuhauses in Michigan Yogakurse.

Imre war sehr athletisch und für alle, die ihn kannten, der Inbegriff von Gesundheit, Stärke, Jugendlichkeit und Vitalität. Er war in leitender Führungsposition an einer international anerkannten Ausbildungsstätte für Kunst und Design angestellt, von der er ein großzügiges Gehalt und eine gute Gesundheitsversorgung erhielt. Er reiste um die Welt und war der Vater zweier relativ kleiner Kinder – für sein Alter jedenfalls.

Wann immer Imre frei hatte, egal an welchem Wochentag, trieb er stets irgendeine Art von Sport. Am Morgen des 28. Dezember 2012, als wir anderen noch immer verschlafen waren und uns von den Weihnachtsfeierlichkeiten erholten, verkündete Imre seinen Plan, zusammen mit meiner Cousine Jocelyn eine Radtour unternehmen zu wollen. Er versprach unserem damals elf Jahre alten Sohn, dass sie in ein paar Stunden zurück sein würden und wir im Anschluss mit der ganzen Familie eine Wanderung den Arroyo Trail hinauf machen würden, um uns die Bergschafe anzusehen. Es war ein herrlicher Tag – sonnig und 23 Grad warm. Ich erinnere mich an Imres federnden Gang, als er sein geliebtes Titanfahrrad die Kieseinfahrt unseres Ferienhauses hinunterschob. Das war das letzte Mal, dass ich ihn lebend gesehen habe.

Etwa fünfzig Minuten später erhielt ich über Imres Handy einen Anruf von Jocelyn, die mich panisch aufforderte, mit dem Auto zu kommen und sie abzuholen. Imre fühle sich nicht gut. Im Tonfall ihrer Stimme war etwas, was ungewöhnlich klang, doch als ich mit unserem Mietauto die Straße entlangraste, war ich zuversichtlich, dass er sich lediglich die Darmgrippe eingefangen hatte, die den Kindern und mir unmittelbar nach Weihnachten zugesetzt hatte.

Ich entdeckte sie beim Meilenstein 16, und als ich anhielt, war bereits ein Verkehrspolizist vor Ort. Jocelyn war dabei, Herzdruckmassage durchzuführen, und der Polizist holte gerade einen Defibrillator aus seinem Streifenwagen. Bald kam ein Krankenwagen von der Feuerwehr in Borrego Springs an, und die vier Sanitäter bemühten sich zwei Stunden lang, meinen geliebten Ehemann, mit dem ich seit zwanzig Jahren verheiratet war, ins Leben zurückzuholen. Sie rissen sein Fahrradtrikot auf und zogen ihm die Schuhe aus. Ärzte sprachen über Funk mit den Sanitätern, die bei Imre tatsächlich ein paar Augenblicke lang einen Herzschlag vernommen hatten und deshalb überlegten, einen Hubschrauber anzufordern. Ich hielt mich etwas abseits, ging zwischen den Kakteen auf und ab und sagte mir immer wieder mein Yoga-Mantra vor: *Om Namah Shivaya*. Es war das einzige Gebet, das ich kannte. Doch am Ende stellten die Sanitäter die Arbeit ein, und Imre wurde von einem Arzt, der ihn nie zuvor gesehen hatte, für tot erklärt.

Aus einem Impuls heraus legte ich mich neben ihn an den Straßenrand, blieb dort mehr als eine Stunde liegen und fröstelte, als die Sonne unterging und ich mich mit der schrecklichen Vorstellung befasste, ihn gehen lassen zu müssen. Unter dem Schock schossen mir Gedanken durch den Kopf. Ich überlegte, was vor mir lag, und der finsterste Gedanke von allen galt unseren Kindern – vaterlos und ungetröstet. Während ich seinen leblosen Körper festhielt, schützten mich die Sanitäter und Ersthelfer vor dem auf dem Highway vorbeirauschenden Verkehr. Schließlich überredete mich ein netter Feuerwehrmann, nach Hause zu fahren, wo unsere beiden Kinder, unsere achtzehn Jahre alte japanische Austauschschülerin, meine Mutter und unsere Freunde die schockierende Nachricht bereits erhalten hatten.

Einen Monat später wurde in dem College, in dessen Vorstand Imre saß, eine Gedenkfeier abgehalten, und mehr als tausend Menschen erschienen, um seine Arbeit und sein Leben zu würdigen. Was die Finanzen anbelangte, hatte ich mit Rechtsanwälten und Anlageberatern zu tun, die mich unter ihre Fittiche nahmen, um die Zukunft zu regeln – für mich eine erschreckende Angelegenheit. Zum Glück waren (und sind) wir dank der finanziellen Vorkehrungen gut versorgt, die wir ergriffen hatten – einschließlich der Testamente, der abgeschlossenen Lebensversicherungen, der Sozialversicherungen für die Kinder und einiger engelsgleicher Menschen, die mir Arbeitsstellen anboten, damit ich unser Schiff über Wasser halten konnte. Ich bin überaus dankbar – den Menschen, die sich meldeten, um zu helfen, und der Tatsache, dass unsere finanzielle Absicherung gut war. Diese vorausschauende Planung hat es mir und den Kindern ermöglicht, unsere emotionale Heilung ohne den Stress angehen zu können, der damit verbunden gewesen wäre, nicht zu wissen, wie wir die nächste Mahlzeit oder unsere Rechnungen bezahlen sollten.

Die überraschende Diagnose

Nach Imres Tod wurde ich darüber informiert, dass der Leichnam nicht so schnell zur Bestattung freigegeben würde, denn es musste vom Gerichtsmediziner in San Diego eine Autopsie vorgenommen werden, weil Imre außerhalb eines Krankenhauses gestorben war. Ich hatte keine Ahnung, was ihn das Leben gekostet hatte, und obwohl mich der Gedanke schmerzte, dass alles in der Schwebe war und er allein ausgerechnet im Bezirksleichenschauhaus lag, brauchte ich dringend eine Erklärung, die seinem unfassbaren Tod irgendeinen Sinn verlieh. An Silvester rief mich der Rechtsmediziner endlich an und nannte mir die Ergebnisse und die Todesursache. Er informierte mich unmissverständlich, dass Imre an einer fortgeschrittenen Herzerkrankung gelitten hatte und an einer massiven Ablagerung in der linken absteigenden Koronararterie, der sogenannten »Witwenmacherin«, gestorben war. Ich stand völlig unter Schock.

Im Rückblick gab es ein paar subtile Anzeichen für Imres mögliche Herzerkrankung, wie zum Beispiel, dass seine Atmung durch einen hartnäckigen Husten, der mit den Jahreszeiten kam und ging, beeinträchtigt gewesen war. Sein Internist, ein Freund von uns, hatte Lungenfunktionstests durchgeführt und Imre versichert, dass ein Virus für diesen Husten verantwortlich sei. Der Arzt verschrieb ihm einen Hustensirup, den er am Abend einnehmen sollte, aber ich glaube, dass Imre die Flasche nie angerührt hat. Zwar kann chronischer Husten ein Anzeichen für eine Herzinsuffizienz sein, doch es ist unklar, ob Imres Husten mit seiner stummen Herzerkrankung zusammenhing. Klar ist jedenfalls, dass der Hustensirup seinen Tod nicht verhindert hätte, selbst wenn eine Verbindung bestanden hat. Er fühlte sich einfach nicht wie sonst.

Darüber hinaus hatte Imre einen leicht erhöhten Cholesterinspiegel, doch seine Ärzte sagten ihm, er brauche dagegen keine Medikamente einnehmen oder sonstige Maßnahmen ergreifen. Imre war damit beschäftigt, eine Multimillionen-Dollar-Institution zu leiten, und betrachtete Arzttermine immer als lästig. Er drängte nie darauf, weitere Untersuchungen durchführen zu lassen. Er war sechzig Jahre alt, ein erwachsener Mann, und ganz ehrlich, ich habe ihn nicht geheiratet, um in seinem Leben die Rolle einer nörgelnden Mutterfigur zu übernehmen.

Nehmen Sie eine stumme Herzerkrankung ernst

Weil Imre es Ihnen nicht mehr sagen kann, bin ich nun hier, um Ihnen mitzuteilen, dass Ihr Geist den gesunden Menschenverstand unterlaufen und Sie irreführen wird, nicht nur hinsichtlich Ihrer eigenen Gesundheit, sondern auch der Gesundheit Ihrer Lieben. Es mag keine Überraschung sein, doch unser egozentrischer Geist sichert nicht notwendigerweise unser Überleben, auch wenn wir ganz selbstsüchtig davon ausgehen, dass er unser wichtigster Beschützer ist. Ich bin fest davon überzeugt, dass unser Versagen, unseren eigenen Gesundheitszustand tatsächlich zu erkennen, im Mangel an Aufklärung über den stummen und gefährlichen Killer – die Herzerkrankung – begründet ist. Sie halten das Heilmittel in der Hand. Sie sind bereits einen Schritt weiter, wenn Sie dieses Buch lesen.

Ich betrachte es als meine persönliche Mission, für das Ende von Herzerkrankungen zu sorgen. Ich möchte einer der letzten Menschen sein, der sich in einer Situation befindet, in der Sie nie sein wollen: zum Klub der einsamen Witwen und Witwer zu zählen, deren Partner viel zu früh verstorben sind und ihre Lebenspartner und kleinen Kinder zurückließen, die nun allein zurechtkommen müssen. Doch traurigerweise sterben tagtäglich Menschen an einem Herzinfarkt und lassen unter Schock stehende Familien, Halbwaisen, Kollegen und Institutionen zurück, die sich verzweifelt bemühen, ihren Aufgaben nach dem traumatischen, unerwarteten Verlust ihres geliebten Partners, Vaters oder Chefs weiter nachzukommen.

Es handelt sich um eine Krankheit, die, wie Dr. Kahn und ich glauben, vermeidbar ist. Ich wage sogar zu behaupten, dass sie ausgerottet werden kann. Aber Sie müssen sich zunächst informieren, Ihrer Intuition folgen und den Mut aufbringen, Ihre Ärzte mit proaktiven Fragen herauszufordern, die zu weiteren Nachforschungen führen werden. Die alte Weisheit »Niemand wird dich retten, wenn nicht du selbst« hat hier nach wie vor Gültigkeit. Sie wissen über Ihre Gesundheit und die Leistungsfähigkeit Ihres Körpers mit Sicherheit besser Bescheid als jeder andere. Sie wissen es am besten, wenn Sie das Gefühl haben, dass Ihre Aktivität eingeschränkt ist. Machen Sie für eine sinkende Leistungsfähigkeit nicht einfach das Alter verantwortlich. Haken Sie nach. Wenn ein Husten länger anhält, als eine normale Erkältung in der Regel dauert, sollten Sie misstrauisch werden. Wenn Sie von Ihrem Fahrrad steigen und beginnen, kurzatmig zu werden, seien Sie auf der Hut – selbst wenn Sie täglich drei Mahlzeiten mit grünem Gemüse essen und nie auch nur eine einzige Zigarette rauchen. Ihre Vitalität verändert sich mit dem Alter, aber hartnäckiger Husten, Kurzatmigkeit, eine Falte im Ohrläppchen, Verdauungsprobleme und andere offensichtlichere Anzeichen, wie zum Beispiel Bluthochdruck und ein erhöhter Cholesterinspiegel, verlangen, dass Sie ihnen Aufmerksamkeit schenken und der Ursache auf den Grund gehen. Die Herzerkrankung möchte, dass Sie die Anzeichen übersehen – sie will gewinnen –, aber Sie können sie überlisten.

Heute, Jahre nach dem Tod meines Mannes, plagen mich noch immer eine Menge »Was-wäre-wenn«-Fragen. Ich hadere ständig damit, dass ich in Sachen Gesundheit meines Seelenverwandten nichts unternommen habe. Meine Untätigkeit war in jedem Fall unbeabsichtigt und nicht vorsätzlich. Ich wollte immer nur sein Bestes, auch wenn er das Bett kein einziges Mal gemacht hat und die Toilettenbrille meistens hochgeklappt ließ. Es ist unmöglich, die Tragödie ungeschehen zu machen; jetzt ist es einfach zu spät.

Im Nachhinein bin ich mir all der Anzeichen bewusst, die ich damals aus Unkenntnis übersehen habe. Ich denke, ich habe der Menschheit gegenüber die Verantwortung, den Versuch zu unternehmen, die Leute aufzuklären, damit sie nicht die gleichen Fehler begehen wie ich. Es ist meine persönliche Aufgabe, das Leid nach Möglichkeit zu verhindern, mit dem meine Kinder und ich tagtäglich konfrontiert sind. Ich bin dabei, mir selbst zu verzeihen und mir einzugestehen, dass die wichtigste Lektion darin besteht, dass ich meiner Intuition hätte folgen und meinen sich sträubenden Mann zu einem Spezialisten hätte zerren müssen, nachdem sein Internist ihm mehr als zweimal mitgeteilt hatte, seine Lungen seien in Ordnung und es sei wahrscheinlich nur ein lästiges Virus, das für sein Belastungsasthma verantwortlich sei. Ich kann es mir nicht leisten, mich noch länger dafür zu geißeln, aber der Heilungsprozess geht mit einem Versprechen zu handeln einher: zusammen mit Dr. Kahn an meiner Mission zu arbeiten, Herzerkrankungen ein Ende zu machen. Bitte schließen Sie sich uns an!

Erste Schritte

Entwickeln Sie Verständnis für den Schmerz über den Verlust, den Imres Familie und Tausende anderer Familien erleben, und zögern Sie nicht länger. Vereinbaren Sie noch heute einen Termin für eine umfassende und gründliche Herzuntersuchung, und informieren Sie auch Ihre Kollegen und Familienangehörigen.

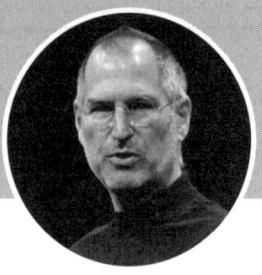

Sich daran zu erinnern, dass man sterben wird,
ist die beste mir bekannte Methode, die Falle zu umgehen
zu denken, man habe etwas zu verlieren.

Steve Jobs, Gründer von Apple, Inc.

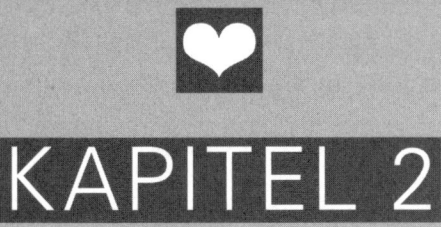

KAPITEL 2

Die koronare Herzerkrankung

Die Fakten

Dave hatte Glück, weil er eine Frau hatte, die sich wegen seiner Stressbelastung und der langen Arbeitszeiten Sorgen machte, die er für die Leitung des familieneigenen Zuliefererbetriebs für die Automobilindustrie aufwandte. Außerdem hatte Jane den Artikel gelesen, den ich über die Anzeichen einer stummen Herzerkrankung veröffentlicht hatte. Ich hatte geschrieben, dass bei Männern Erektionsstörungen erste Anzeichen dafür sein können, dass Arterien von schädigenden Faktoren angegriffen werden. Dave sprach zwar nicht gern darüber, doch für ihn war es jetzt, mit Anfang fünfzig, deutlich schwieriger, eine Erektion zu erreichen und zu halten als noch zehn Jahre zuvor, und Jane zeigte ihm meinen Artikel. Widerwillig vereinbarte er einen Termin bei mir und wollte bei der Anmeldung niemandem den Grund für sein Kommen nennen.

Nachdem Dave mir in der Privatsphäre meines Arztzimmers von seinem Problem berichtet hatte, wurde bei ihm eine fortschrittliche Evaluierung seines Arterienstatus, seiner Lebensgewohnheiten, seiner genetischen Veranlagung sowie einige biochemische Tests durchgeführt, und es wurde festgestellt, dass er an einer stummen Erkrankung der Herzarterie – und wahrscheinlich auch der Penisarterie – litt, die auf Atherosklerose zurückzuführen war. Im Laufe der Zeit konnte ich Dave davon überzeugen, dass seine Ernährung mit viel Fleisch und Pommes frites, die geringe körperliche Bewegung, seine schlechten Schlafgewohnheiten, die Snacks am späten Abend und der wachsende Bauchumfang Faktoren für ein Herzinfarktrisiko waren. Diese Gefahr zeigte sich bereits in Form der sexuellen Dysfunktion.

Innerhalb von neun Monaten nahm Dave mehr als acht Kilogramm ab, und sein gefährliches Bauchfett verringerte sich um mehr als zehn Zentimeter. Er legte großen Wert auf Sport und guten Schlaf und setzte fünf Portionen Obst oder Gemüse auf seinen täglichen Speiseplan. Er nahm ein paar spezielle

Nahrungsergänzungsmittel ein, und eine erneute Untersuchung ergab, dass sein Arterienalter sich verbessert hatte. Der größte Erfolg war, dass er seine sexuelle Leistungsfähigkeit wieder zurückgewonnen hatte, was ihm bei seinen Terminen jeweils ein Schmunzeln entlockte.

Koronare Herzerkrankung – die Grundlagen

Wir kommen mit drei großen Koronararterien auf die Welt, die unser Herz ständig mit Sauerstoff und nährstoffreichem Blut versorgen. Diese Arterien werden Herzkranzgefäße genannt, weil sie das Herz kranzförmig umschließen. Sie haben einen Durchmesser von etwa drei bis vier Millimetern und verjüngen sich nach der weiteren Verzweigung. Weil das Herz das Blut durch den ganzen Körper pumpt, versorgt dieser Blutfluss zuallererst diese Koronararterien, damit sie ihre lebenserhaltende Funktion sichern können.

Zu einer koronaren Herzerkrankung kommt es, wenn eine als Plaque bezeichnete Substanz die Blutgefäße auskleidet und diese zunehmend verengt. Die Arterienverengung kann von einer minimalen Verstopfung bis zu einem vollkommenen Verschluss reichen. Die Ansammlung der Plaque führt schließlich zu einer Krankheit, die als Atherosklerose bezeichnet wird.

Die Plaque besteht aus einer Mischung aus Kristallen, Fetten (wie zum Beispiel Lipoprotein [a] und Cholesterin), weißen Blutkörperchen, fibrösem Narbengewebe und Kalzium. Etwa

20 Prozent der Plaque bestehen nur aus Kalzium. Jede Arterie mit verkalkter Plaque ist abnorm und auf herkömmlichen Röntgenbildern, CT-Aufnahmen und sogar auf Mammografiebildern zu sehen. Weil verkalkte Plaque (beziehungsweise harte Plaque) auf einem Röntgenbild und insbesondere auf einer CT-Aufnahme ganz leicht zu erkennen ist, werde ich in Kapitel 4 ausführlicher darauf eingehen, weshalb CT-Aufnahmen die besten Tests sind, um eine stumme, aber möglicherweise gefährliche Atherosklerose zu entdecken, die von verkalkter Plaque in den Herzkranzgefäßen verursacht wird. Ablagerungen, die nicht verkalken beziehungsweise hart werden, bezeichnet man als weiche Plaque. Auch weiche Plaque stellt ein Herzinfarkt- und Schlaganfallrisiko dar, weil sie auseinanderbrechen und Klümpchen bilden kann, die durch die Arterien wandern und entscheidende Stellen blockieren können. Wenn mithilfe von bildgebenden Verfahren bei einem Menschen mit Herzinfarktrisiko keine verkalkte Plaque gefunden wird, der Patient aber dennoch über Brustschmerzen und andere Symptome einer Herzerkrankung klagt, könnten diese Symptome auf weiche Plaque zurückzuführen sein. Bei etwa 20 Prozent der Menschen kann weiche Plaque irgendwann verhärten, doch die meisten Patienten, bei denen weiche Plaque nachgewiesen wurde, haben auch harte Plaque, die sich unabhängig von der weichen Plaque abgelagert hat.

Vielleicht vermuten Sie, dass Herzerkrankungen aufgrund verkalkter Plaque ein neues Problem sind und nur in modernen Gesellschaften vorkommen, das ist aber nicht der Fall. Mithilfe von CT-Aufnahmen wurde in den Arterien ägyptischer Mumien Plaque nachgewiesen. Und man fand heraus, dass auch Eskimos, die in entlegenen Weltregionen leben, diese Krankheit entwickeln, möglicherweise aufgrund ihrer extrem fettreichen Ernährung. Doch ist es nicht unvermeidlich, dass Ihre Blutgefäße mit zunehmendem Alter geschädigt werden, und ein Arterienverschluss sollte nicht als normaler Alterungsprozess betrachtet werden. Es gibt einige Völker, deren Mitglieder traditionell fast vollkommen frei von dieser potenziell tödlichen Krankheit sind, wie zum Beispiel die Völker in Uganda und Papua-Neuguinea sowie ein Stamm in Bolivien namens Tsimane. Wie im Medizinjournal *Lancet* (und von mir in einem neuen Online-Artikel) berichtet wurde, leben die Tsimane in abgelegenen Dörfern im bolivianischen Dschungel. Doch sie wurden für Untersuchungen in medizinische Einrichtungen gebracht, wo von jeder Person CT-Aufnahmen angefertigt wurden, um den Grad der Arterienplaque zu bestimmen. Selbst im Alter von 80 Jahren und mehr wiesen sie nur wenig verkalkte Ablagerungen auf, was beweist, dass Plaque nicht notwendigerweise mit dem Alterungsprozess verbunden ist.

Hängt Ihr Risiko davon ab, wer Sie sind?

Warum entwickeln manche Personengruppen, wie zum Beispiel westliche Manager, so häufig Herzerkrankungen, andere Bevölkerungsgruppen dagegen nicht? In der ersten Hälfte des 20. Jahrhunderts hielt man Herzerkrankungen für eine unvermeidliche Begleiterscheinung des Alterungsprozesses. Doch mit der

Framingham-Herzstudie, die in Framingham, Massachusetts, durchgeführt und 1961 veröffentlicht wurde, wurde nachgewiesen, dass gewisse Charakteristika einzelne Personen für eine progressive Verengung und Blockade der Herzkranzgefäße prädisponieren. Die Framingham-Studie belegte, dass sowohl das Rauchen als auch ein hoher Blutzuckerspiegel (der zum Typ-2-Diabetes führt), hoher Blutdruck, hohe Cholesterinwerte oder ein Verwandter ersten Grades (Elternteil oder Geschwister) mit früher Herzerkrankung die Gefahr erhöhen, in frühen Jahren eine Verengung der Herzkranzgefäße zu erleiden.

Darüber hinaus haben Studien, die in den 1970er-Jahren durchgeführt wurden, nachgewiesen, dass manche Menschen einen genetischen Defekt ihres Cholesterinstoffwechsels aufweisen. Eine von 250 Personen erbt von ihren Eltern ein Gen, das zu einem deutlichen Anstieg des Cholesterinspiegels führt und Jahrzehnte früher als normal eine Herzerkrankung verursachen kann. (Diese Krankheit wird familiäre Hyperlipidämie, beziehungsweise FH genannt.) Jeder millionste Mensch trägt zwei schlechte Cholesterin-Gene in sich (einer von jedem Elternteil), und in der Folge kann sich bei diesen Personen in jungen Jahren eine tödliche Herzerkrankung entwickeln – sogar schon im Teenageralter. Vor vielen Jahren behandelte ich ein elfjähriges Mädchen mit FH und einem Cholesterinspiegel von über 1000 mg/dl (ein normaler Cholesterinwert liegt bei einem Jugendlichen dieses Alters bei etwa 170 mg/dl). Bei diesem Mädchen musste deshalb sogar eine Bypass-Operation vorgenommen werden. Diese Kinder lehren uns, wie wichtig die Erkenntnis ist, dass hohe Cholesterinspiegel zur Entwicklung einer Herzerkrankung führen können.

Klassische Anzeichen einer stummen Herzerkrankung

Eine koronare Herzerkrankung kann sich allmählich entwickeln und schreitet häufig ohne irgendwelche Symptome fort. Sogar bei jungen Menschen im Alter von neunzehn oder zwanzig Jahren wurde diese Erkrankung diagnostiziert. Die Autopsien von im Koreakrieg gefallenen Soldaten ergaben, dass viele dieser jungen Männer frühe Anzeichen einer koronaren Arterienerkrankung aufwiesen. Diese wurden auch bei Soldaten entdeckt, die im Vietnam- oder im Irakkrieg gefallen waren, sowie bei Teenagern aus dem Süden der Vereinigten Staaten, die für medizinische Studien untersucht wurden. Die Arterien verengen sich langsam und fortschreitend ohne irgendwelche äußeren Anzeichen oder Symptome.

Kardiologen haben festgestellt, dass ein Herzkranzgefäß gewöhnlich um mehr als 70 Prozent verengt sein muss, bis bei körperlicher Anstrengung irgendwelche warnenden Symptome wahrgenommen werden. Das klassische Symptom ist die sogenannte Angina Pectoris, aus dem Lateinischen sinngemäß für »Herzenge«. Das übliche Szenario ist ein Mensch, der eine kalorienreiche Mahlzeit zu sich nimmt, dann bei kaltem Wetter intensiv Sport treibt und in der Folge einen Schmerz, Druck oder Enge im zentralen Brustbereich und möglicherweise im Nacken und in den Armen verspürt. Wenn er innehält und sich ausruht, verschwinden diese Symptome nach einigen Minuten wieder. Doch bis diese Symptome auftreten, hat sich die Herzerkrankung über Jahre hinweg unbemerkt entwickelt.

Es gibt weitere Symptome für fortgeschrittene Gefäßverengungen, wie zum Beispiel Kieferschmerzen, Rückenschmerzen, Schwitzen, Übelkeit, Herzrasen, Abgeschlagenheit, Ohren- oder Kopfschmerzen und Atemnot. (Frauen nehmen diese Warnzeichen für verengte Arterien gewöhnlich eher wahr als Männer.) Doch bis eines dieser Symptome auftritt, ist mindestens eine Arterie – häufig auch mehrere – sehr stark in Mitleidenschaft gezogen.

Das erklärt, weshalb die ersten Symptome einer koronaren Herzerkrankung häufig zu einer Bypass-Operation oder der Einsetzung eines Stents führen. Denn bis dahin ist die Erkrankung schon weit fortgeschritten. Wie kann dieser Prozess, dem in der westlichen Welt mehr Menschen zum Opfer fallen als jeder anderen Krankheit, so viele Jahre unentdeckt bleiben? Wie kommt es, dass Menschen von ihren Ärzten gründlich untersucht werden – Standard-Herz-Tests inklusive – und trotzdem an einer unerkannten fortgeschrittenen Herzerkrankung leiden? Wie konnte Präsident Bill Clinton während seiner Amtszeit so viele moderne medizinische Untersuchungen hinter sich bringen und dennoch ein paar Jahre später an einer fortgeschrittenen Herzerkrankung leiden, die eine Bypass-Operation erforderlich machte? Sorgen Sie dafür, dass Ihnen das nicht passiert!

Neben den bereits erwähnten eher üblichen Hinweisen für eine koronare Herzerkrankung gibt es noch einige weitere Anzeichen, die man kennen sollte. Wie bereits erwähnt, können Männer mit Erektionsstörungen an einer stummen Herzerkrankung leiden. Selbstverständlich gibt es noch weitere körperliche und psychische Ursachen für Erektionsstörungen, die nichts mit dem Herz zu tun haben. Doch der Erektionsmechanismus, der gesunde Arterien erfordert, um bei Bedarf eine starke Erhöhung des Blutflusses zu ermöglichen, wird durch die gleichen Faktoren geregelt, die anzeigen, ob die Herzkranzgefäße gesund sind oder nicht. Rauchen, die genetische Veranlagung, hoher Blutdruck und erhöhter Blutzucker, erhöhte Cholesterinwerte, Übergewicht, Bewegungsmangel, schlechte Ernährung und andere messbare Faktoren schädigen die Blutgefäße des gesamten Körpers. Einige Forschungsgruppen empfehlen Männern mit Erektionsstörungen, ihr Risiko einer Herzerkrankung testen zu lassen. In meiner Klinik zählt dazu eine sehr gründliche und genaue Untersuchung der Herzkranzgefäße.

Ein weiterer Hinweis auf eine koronare Herzerkrankung liefern die Beinarterien. Ein Symptom, *Claudicatio intermittens* genannt, äußert sich in Form von Krämpfen in den Hüften oder Oberschenkeln während oder unmittelbar nach körperlicher Anstrengung. Diese Krämpfe entsprechen der Angina Pectoris in der Brust, sind jedoch das Ergebnis stark verengter oder verschlossener Beinarterien. Dieses Symptom ist bei Rauchern weitverbreitet, kann aber auch durch andere Faktoren verursacht sein. Wenn Sie beim Gehen Krämpfe in den Hüften oder Oberschenkeln bekommen, sollten Sie nicht nur Ihre Beine, sondern auch das Herz untersuchen lassen. Es ist eine Ironie, dass der Marlboro-Mann auf den Werbeplakaten immer auf seinem Pferd saß, denn der Grund dafür war, dass seine Beinvenen so stark verengt waren, dass er nicht laufen konnte (und keine Erektion bekam).

Ein weiteres außergewöhnliches Zeichen für eine mögliche stumme Koronarerkrankung findet man an einem Körperteil, der normalerweise nicht mit Herzproblemen in Verbindung

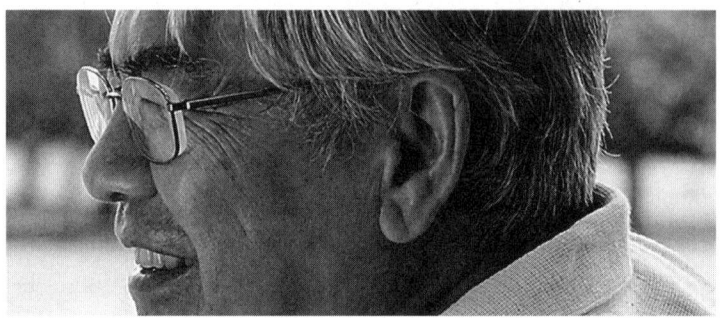

Abbildung 1: Eine Falte im Ohrläppchen ist ein Hinweis auf eine stumme Herzerkrankung.

gebracht wird: dem Ohrläppchen. Im Laufe der vergangenen Jahrzehnte haben Berichte den Schluss nahegelegt, dass eine tiefe diagonale Falte im Ohrläppchen auf eine stumme koronare Herzerkrankung schließen lässt, auch wenn niemand genau weiß, warum das so ist. Ich habe von dieser seltsamen Verbindung schon vor langer Zeit während des Studiums gehört, doch sie scheint eine Weile lang aus dem Blick geraten zu sein. Erst in jüngerer Zeit haben die modernen bildgebenden Verfahren bei Herzuntersuchungen gezeigt, dass diese Falte tatsächlich ein starker Indikator für Herzprobleme ist. Es lohnt sich also, einen Blick auf das Ohrläppchen zu werfen; wenn im unteren Teil eine deutliche Falte zu erkennen ist (→ Abbildung 1 oben), könnte sich eine Einschätzung Ihres Gesamtrisikos für eine Herzerkrankung und eine Untersuchung mit modernen bildgebenden Verfahren lohnen.

Ein weiterer möglicher Hinweis auf eine stumme Herzerkrankung sind Ihre Schlafgewohnheiten. Immer mehr Menschen werden mit zunehmendem Alter immer übergewichtiger und fettleibiger. Schlafstörungen, einschließlich Schlafapnoe,

nehmen deutlich zu, und Fettleibigkeit ist eine der Hauptursachen dafür. Die Symptome der Schlafapnoe – exzessives
Schnarchen und wiederholte Atemaussetzer für mehrere Sekunden – greifen zunehmend um sich. Doch diese Symptome
treten nicht nur bei Übergewichtigen auf. Bei vielen Menschen
mit den Symptomen einer Schlafapnoe wird eine stumme
Herzerkrankung diagnostiziert und durch einen entsprechen-
den Schlafapnoetest bestätigt.

Es wurde nachgewiesen, dass auch ein Zusammenhang
zwischen Haarausfall (insbesondere am Oberkopf) oder vorzei-
tigem Ergrauen der Haare und dem Frühstadium einer Herzerkrankung besteht. Die genauen Mechanismen sind noch
unbekannt, könnten aber auf besonders hohen oxidativen
Stress (→ unten) beziehungsweise das »Rosten« des Körpers,
der Haare und Arterien hindeuten. Diese beiden Indikatoren
sollten Anlass geben, sich auf eine stumme Herzerkrankung
untersuchen zu lassen.

Was ist oxidativer Stress?

Freie Radikale sind Moleküle, die durch normale biologi-
sche Prozesse entstehen und instabil sind, weil ihnen ein
Sauerstoffatom fehlt. Sie wandern auf der Suche nach
stabilen Molekülen durch den Körper, um ihnen die Sauer-
stoffatome zu entziehen, die ihnen fehlen, und das Ergebnis ist eine Art von Zellschädigung, die oxidativer Stress
genannt wird. Diese Oxidation ähnelt dem Resultat,
wenn Eisen dem Sauerstoff in der Luft ausgesetzt ist und

rostet. Deshalb beschreibe ich diesen Prozess manchmal als ein »Rosten« im Körper. Freie Radikale entstehen durch falsche Ernährung, zu wenig Bewegung, Rauchen, übermäßigen Alkoholkonsum, emotionalen Stress, Strahlen- und Schadstoffbelastung, chronische Infektionen und Schlafmangel. Ein gesunder Lebensstil ist das beste Mittel, um die Menge der freien Radikale zu reduzieren, doch Sie können auch Nahrungsmittel in Ihren Speiseplan aufnehmen, die viele Antioxidantien enthalten. Bei einer Untersuchung des Gehalts von Antioxidantien in mehr als 3000 Nahrungsmitteln hat sich gezeigt, dass in Bohnen, Beeren, Äpfeln, Kurkuma und gewissen anderen Gewürzen und Kräutern, in Kakaopulver (wählen Sie die dunkle Schokolade) sowie in Wal- und Pekannüssen besonders viele Antioxidantien zu finden sind. Bedenken Sie, dass in diesen pflanzlichen Nahrungsmitteln zwischen 5- bis 30-mal mehr Antioxidantien enthalten sind als in Fleischprodukten und dass sich in tierischen Nahrungsmitteln nur wenige Antioxidantien befinden.

Ich empfehle allen Managern, ihren Mitarbeitern und Familienangehörigen, sich mit moderner Durchleuchtungstechnologie auf eine stumme koronare Herzerkrankung untersuchen zu lassen, um tragische und tödliche Herzinfarkte zu vermeiden. Zumal das erste Symptom einer koronaren Herzerkrankung häufig ein tödlicher Herzstillstand ist, wie im Fall von Imre Molnar und James Cantalupo. Die nun folgenden Informationen beschreiben ein System zur Vermeidung solcher Tragödien.

Schützen Sie Ihr Herz

- Eine Herzerkrankung entwickelt sich langsam und kann jahrelang unbemerkt bleiben. Sie wird selten entdeckt, es sei denn, Sie stellen einige Symptome fest.
- Angina Pectoris äußert sich in Druck auf der Brust oder in Atemnot nach körperlicher Anstrengung.
- Sexuelle Dysfunktion, Haarausfall, Ergrauen der Haare und eine Falte in den Ohrläppchen sowie Beinschmerzen nach körperlicher Anstrengung können frühe Hinweise auf eine Herzerkrankung sein.
- Das erste Symptom einer Herzerkrankung ist häufig der plötzliche Herztod – also ergreifen Sie Vorsichtsmaßnahmen, bevor es zu spät ist.

Erste Schritte

Falls Sie nach körperlicher Anstrengung an Angina Pectoris, Brustschmerzen oder Claudicatio intermittens (durch verengte Blutgefäße verursachte Beinkrämpfe) leiden, sollten Sie umgehend einen Kardiologen aufsuchen und sich untersuchen lassen. Falls Sie Schlafstörungen, Erektionsstörungen, eine tiefe Falte im Ohrläppchen, vorzeitigen Haarausfall oder plötzlich ergraute Haare haben, dann lesen Sie dieses Buch weiter, und vereinbaren Sie einen Untersuchungstermin.

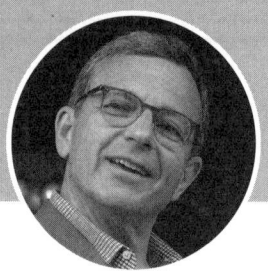

Es liegt in unserem eigenen Interesse, ein paar alte Regeln außer Acht zu lassen und neue zu schaffen.

Robert Iger, CEO, Walt Disney Company

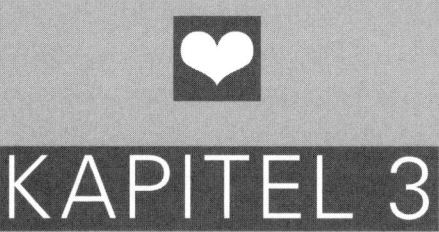

KAPITEL 3

Wird bei einer Vorsorgeuntersuchung alles entdeckt?

Meredith wirkte bestürzt, als ich sie im örtlichen Krankenhaus in der Notaufnahme auf einer Trage liegen sah. Ich war für eine dringende Untersuchung wegen ihrer Brustschmerzen in die Notaufnahme gerufen worden. Sie trug noch ihre Straßenkleidung, allerdings hatte sie einen Sauerstoffschlauch in der Nase und einen Infusionszugang in ihrem Handrücken. Mehrere Medikamente tropften ihr in die Vene, darunter Nitroglycerin und ein Blutverdünner namens Heparin.

Meredith schüttelte immer wieder den Kopf und blickte auf ihr Handy. Sie sagte mir, dass sie am nächsten Morgen ein wichtiges Meeting habe, und es war bereits 16 Uhr, deshalb wollte sie wissen, wie es hier weitergehen sollte. Ich stellte ihr Fragen, untersuchte sie durch ihre Kleider hindurch und informierte mich über die in der Notaufnahme vorliegenden Daten. Sie war neunundfünfzig Jahre alt und leitete eine große gemeinnützige Organisation, die sich mit Krebsvorsorge befasst. Meredith hatte im Laufe ihrer beruflichen Karriere mehrere Führungspositionen innegehabt und war in der Stadt bekannt. Als ich sie nach ihrer sportlichen Betätigung fragte, schnaubte sie und wies darauf hin, dass sie ihren Pilates-Kurs aufgrund ihres Jobs, ihrer häuslichen Verpflichtungen und ihrer betagten Eltern schon lange aufgegeben habe. Sie war häufig mit dem Flugzeug unterwegs, um Spender zu treffen, aß unterwegs auf die Schnelle, schlief schlecht in unbequemen Hotelbetten und hatte seit der Menopause, die fünf Jahre zuvor eingesetzt hatte, fast zehn Kilogramm zugenommen.

Als ich mir Meredith' Laborergebnisse und das Elektrokardiogramm (EKG) ansah, war klar, dass sie einen leichten Herzinfarkt erlitten hatte, höchstwahrscheinlich aufgrund eines stark verengten Herzkranzgefäßes. Als ich ihr meine Einschätzung mitteilte, warf sie mir einen ziemlich kühlen Blick zu und sagte: »Unmöglich.« Sie hatte sich tatsächlich zwei Monate zuvor »komplett durchchecken« lassen, und man hatte ihr gesagt, die Ergebnisse seien hervorragend. Und jetzt das?

Innerhalb von zwei Stunden konnte ich eine Herzkatheter-untersuchung organisieren, eine fast komplett verschlossene Arterie an der Herzrückwand identifizieren und einen Stent einsetzen, um den Verschluss zu beheben. Am nächsten Tag konnte sie noch vor dem Mittagessen entlassen werden, doch sie musste einen neuen Termin für das wichtige Treffen vereinbaren.

Bei nachfolgenden Besuchen in meiner Praxis gingen wir der Frage nach, wie sich ihre Lebensgewohnheiten so hatten verändern können, dass sie eine beinahe tödliche Herzerkrankung entwickelt hatte. Sie war noch immer fassungslos, dass dieses Problem bei einer gründlichen Untersuchung in einer angesehenen Klinik nicht in einem frühen Stadium entdeckt worden war. Zum Glück sind seit diesem schrecklichen Tag inzwischen achtzehn Monate vergangen, und sie hat die Prioritäten in ihrem Leben neu gesetzt, sie achtet auf guten Schlaf, auf eine ausgezeichnete Ernährung und treibt fünfmal in der Woche Sport. Sie hat beschlossen, ihre administrativen Fähigkeiten sinnvoll zu nutzen und ihre eigene Gesundheit zu organisieren.

Warum werden Herzerkrankungen nicht früher entdeckt?

Weshalb werden nicht mehr Herzinfarkte und Fälle von Atherosklerose verhindert? Weshalb werden Herzerkrankungen in den heutigen modernen Praxen nicht häufiger in einem frühen Stadium diagnostiziert?

Obwohl weithin anerkannt ist, dass eine Herzerkrankung ein schwerwiegendes Problem und in der westlichen Welt die häufigste Todesursache ist, erkennt die aktuelle medizinische Vorgehensweise einfach nicht, dass Techniken für eine frühe Diagnose, eine frühe Identifikation der zugrunde liegenden Ursachen und frühe vorbeugende Strategien zur Verfügung stehen.

Zum amerikanischen Vorsorgeprogramm gehört, dass den Menschen geraten wird, im Alter von etwa fünfzig Jahren eine Darmspiegelung machen zu lassen. Dickdarmkrebs ist eine schwere Erkrankung, die früh diagnostiziert werden muss. Und wie machen wir das? Wir führen durch das Rektum ein Endoskop ein und suchen im Dickdarm nach frühen Anzeichen von Krebsvorstufen (Adenome) oder kanzerösen Läsionen.

Jeder Frau wird empfohlen, im Alter von fünfzig Jahren eine Mammografie oder eine andere Art der direkten Aufnahme der Brüste machen zu lassen, wie zum Beispiel eine Thermografie oder ein MRT. Brustkrebs ist in jedem Fall eine schwere Erkrankung. Durch eine Mammografie oder eine andere Art der Brustaufnahme wird die Brust direkt dargestellt, und man versucht, in einem sehr frühen Stadium Hinweise auf Läsionen zu entdecken.

Aber was ist mit dem Herz? Was geschieht bei einer Vorsorgeuntersuchung im Alter von vierzig oder fünfzig Jahren? Gewöhnlich werden bei diesen Untersuchungen das Gewicht und der Blutdruck bestimmt sowie Standardlabortests durchgeführt, wie zum Beispiel der Cholesterin- und der Nüchtern-Blutzuckerwert ermittelt sowie die Leber- und Nierenfunktion gemessen.

Häufig wird auch ein Elektrokardiogramm (EKG) gemacht. Doch der Nutzen von EKGs ist begrenzt. Ärzte bekommen selbst bei Patienten mit fortgeschrittenen Verschlüssen der Herzkranzgefäße recht häufig ein normales EKG zu Gesicht. Darüber hinaus sind in den USA medizinische Untersuchungsausschüsse, die festlegen, welche Untersuchungen von den Versicherungen bezahlt werden, zu dem Schluss gelangt, dass nicht einmal ein simples und kostengünstiges EKG bei einer Routinevorsorgeuntersuchung übernommen wird, obwohl dies dringend geboten wäre.

In jedem Fall werden Fragen bezüglich der Rauchgewohnheiten und der Familiengeschichte in Sachen Herzerkrankung gestellt. Falls Sie einen Angehörigen ersten Grades haben – Vater, Mutter oder Geschwister –, der in jungen Jahren (gewöhnlich vor dem Alter von 55 Jahren) einen Herzinfarkt erlitten hat oder sich einer Bypass- oder Stent-Operation hat unterziehen müssen, könnte dies bedeuten, dass Sie ebenfalls einem erhöhten Risiko ausgesetzt sind. Das Rauchen kann das Risiko von Brustschmerzen, Herzinfarkten und Schlaganfällen erhöhen, weil es die Arterienwände schädigen und zu Verengungen führen kann.

Heutzutage gibt es sogar Apps, wie zum Beispiel den *Framingham risk score calculator,* die manche Ärzte nutzen, um das Risiko eines Patienten für Herzprobleme – beispielsweise einen Herzinfarkt oder Herzstillstand – in den folgenden zehn Jahren vorherzusagen. Ein Arzt gibt das Geschlecht, das Alter, den Cholesterin- und HDL-Spiegel ein, den Blutdruck und ob der Betreffende wegen des Bluthochdrucks Medikamente einnimmt oder Raucher ist. Anhand der eingegebenen Daten

liefert die App einen Punktewert für das Risiko einer Herzerkrankung des Betreffenden. Doch diese Apps nehmen nur allgemeine Vergleiche zwischen Ihnen und einer Personengruppe
der Framingham-Herzstudie vor, und jede dieser Testpersonen
könnte eine Reihe von Gesundheitsproblemen gehabt haben,
die sich stark von den Ihren unterscheiden. Deshalb ist der
Nutzen dieser Apps begrenzt.

Belastungstests

Jahrelang wurde für das Konzept der Vorsorgeuntersuchungen für Führungskräfte geworben, und vielleicht haben Sie
eine oder mehrere davon hinter sich. Vielleicht zählen diese
zu Ihren Vergünstigungen, oder Sie haben sich für einen Ge-
sundheitscheck in einem der besten medizinischen Zentren
des Landes entschieden. Zu den Vorsorgeuntersuchungen für
Manager zählen die gleichen Tests wie bei der normalen Vorsorge, aber es kommen ein EKG und ein Belastungstest hinzu.

Doch in Wahrheit sprechen sich wissenschaftliche Gremien
wie das American College of Cardiology gegen Belastungstests
als Instrument für die Suche nach unerkannten Ablagerungen
bei asymptomatischen Menschen ohne bekannte Herzerkrankung aus. Das Problem bei diesen Tests besteht darin, dass
sie häufig ungenaue Ergebnisse hervorbringen. Ein abnormer
Messwert kann nicht nur eine Menge Ängste hervorrufen, sondern auch zu weiteren und möglicherweise gefährlichen Proze-
duren führen, die völlig unnötig sind.

Seit dreißig Jahren führe ich Belastungstests durch, auch nuklearkardiologische Untersuchungen, und habe selbst mehr als 100 000 Belastungstests ausgewertet. Ich habe einen der ersten wissenschaftlichen Artikel über den Einsatz von Cardiolite (Technetium [99m-Tc]- Sestamibi) für die Herztomografie verfasst, dem heute meistgenutzten Radiopharmakon. Aus Erfahrung weiß ich, dass selbst die modernsten Belastungstests – die nuklearmedizinischen Stresstests unter Einsatz von Cardiolite oder Myoview sowie PET-Scans (nicht-invasive bildgebende Verfahren der Nuklearmedizin) – mit beträchtlichen Ungenauigkeiten behaftet sind.

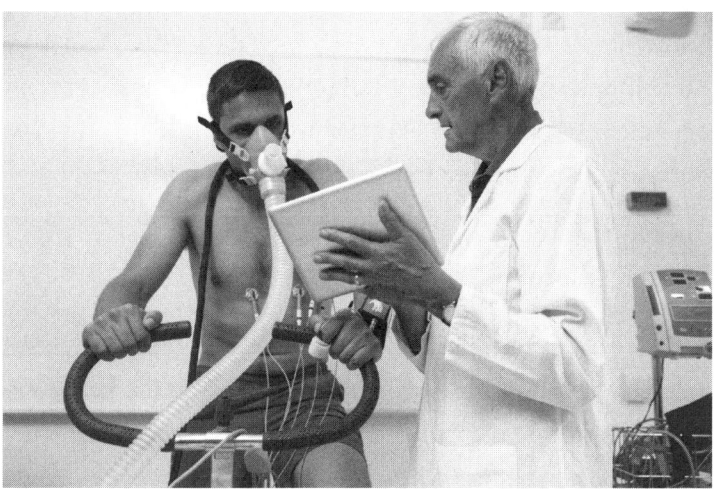

Abbildung 2: Ein Belastungstest

Studien haben ergeben, dass die Wahrscheinlichkeit bei 70 Prozent liegt, dass ein Standardbelastungstest eine Anomalie aufdeckt, die auf eine stumme Herzerkrankung hinweist, wenn Ihre Herzkranzgefäße aufgrund einer koronaren Herzerkrankung um mindestens 70 Prozent oder mehr verengt sind. Das bedeutet, dass 30 Prozent aller fortgeschrittenen Ablagerungen in den Herzkranzgefäßen unentdeckt bleiben. Und wenn die Plaque eine Herzarterie um 40 bis 60 Prozent ihres normalen Durchschnitts verengt hat, ist das meiner Meinung nach ziemlich schlecht. Man kann davon ausgehen, dass diese Plaque bei jeder Art von Belastungstest unentdeckt bleibt -, und ein normales Testergebnis wird zur Beruhigung beitragen, dass keine Herzerkrankung vorliegt.

Wenn Sie einen Belastungstest mit moderneren bildgebenden Verfahren in Erwägung ziehen, zum Beispiel einen Test mit Echokardiografie oder Tomografie, bei der Myoview oder Cardiolite zum Einsatz kommen, könnte die Genauigkeit beim Aufspüren der Plaque, die ein Herzkranzgefäß um 70 Prozent oder mehr verengt, bei 85 Prozent liegen. Doch das heißt, dass noch immer 15 Prozent der Menschen nach einem modernen Belastungstest, dessen Ergebnisse normal waren, tatsächlich an einer fortgeschrittenen Erkrankung der Herzkranzgefäße leiden.

Aber auch hier hat die Medaille zwei Seiten. Bei einem Standardbelastungstest auf dem Laufband werden bei 20 bis 30 Prozent der Patienten mit völlig normalen Arterien (oder nur leicht geschädigten Herzkranzgefäßen) abnorme Ergebnisse gemessen, die auf eine koronare Herzerkrankung schließen lassen. Diese Resultate werden zu erhöhtem Stress und Besorgnis über die Diagnose einer stummen Herzerkrankung führen. Höchstwahrscheinlich werden dem Patienten weitere medizinische Behandlungen und umfassendere diagnostische Verfahren empfohlen (vielleicht sogar eine invasive Herzkatheteruntersuchung oder ein Koronarangiogramm unter Einsatz eines Kontrastmittels). Bei jeder Nutzung von jodhaltigen Kontrastmitteln und jeder invasiven Herzkatheteruntersuchung besteht die Gefahr, dass es zu Blutungen, zu allergischen Reaktionen auf Medikamente und sogar zu Todesfällen kommt. Ich habe mehr als 10 000 solcher Untersuchungen durchgeführt und bin mir der möglichen Risiken durchaus bewusst.

Es gibt allerdings Ausnahmen, bei denen die Untersuchung mit einem Belastungstest bei einem routinemäßigen jährlichen Vorsorgecheck angemessen sein kann. Dazu zählen Patienten mit risikoreichen Jobs, wie zum Beispiel Flugzeugpiloten, und Patienten mit multiplen Risikofaktoren, etwa Diabetiker, die rauchen. Hier könnte die Gefahr, eine stumme Herzerkrankung zu übersehen, gravierende Folgen haben (einen Flugzeugabsturz), oder das Risiko einer solchen Erkrankung ist vor dem Test deutlich höher als normal, was ihn sinnvoll macht.

Die gegenwärtigen Verfahren für die Erkennung der stummen Herzerkrankung – Todesursache Nummer eins in der westlichen Welt (auch bei Managern die Haupttodesursache) – lassen noch immer viel zu wünschen übrig und sind verbesserungswürdig. Wie können wir also verhindern, dass wir den Wasserfall hinunterstürzen und eine weitere Zahl in der Statistik werden? Wie ich im Folgenden erläutern werde, nutzen Ärzte von Führungskräften inzwischen manchmal eine direktere bildliche Darstellung der Herzkranzgefäße, des Bauchraums und des Halses mithilfe von Ultraschall oder CT-Aufnahmen.

Schützen Sie Ihr Herz

♥ Die Standarduntersuchungen eignen sich nicht für die Erkennung einer stummen Herzerkrankung.

♥ Belastungstests werden als Screening-Tests nicht empfohlen.

♥ Belastungstests liefern häufig falsche Ergebnisse.

♥ Belastungstests können nur eine weit fortgeschrittene Herzerkrankung identifizieren.

Erste Schritte

Falls Ihr Arzt Ihnen einen Screening-Test empfiehlt, insbesondere, wenn es sich um einen nuklearmedizinischen Belastungstest handelt, durch den Sie einer hohen Strahlung ausgesetzt werden, sprechen Sie mit ihm über die Genauigkeit des Tests. Falls notwendig, bitten Sie um einen Belastungstest mit Echokardiografie, weil damit keine Strahlenbelastung verbunden ist. Standard-Stresstests werden auch in vielen Fitnessstudios angeboten und können der Ausgangspunkt für eine Messung Ihrer Fitness sein.

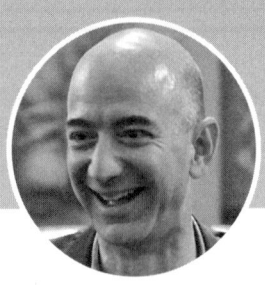

In der Geschäftswelt wird üblicherweise die Frage
»Warum?« gestellt. Das ist eine gute Frage, ebenso gut ist
aber auch die Frage »Warum nicht?«.

Jeff Bezos, CEO, Amazon.com,inc.

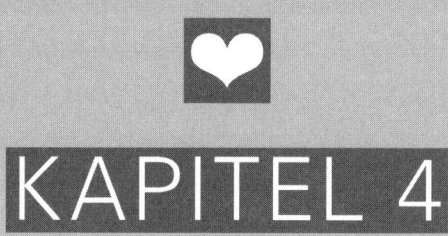

KAPITEL 4

Bestimmung der Herz-kranzarterienverkalkung mittels CT

Sie sollten Ihren Kalzium-Score kennen

Teddy schätzte sich jeden Tag aufs Neue glücklich. Er hatte mehrere Enkel, eine wunderbare Frau und ein Unternehmen. Seit einiger Zeit durfte er erleben, dass seine Kinder in der Firma zunehmend Verantwortung übernahmen, sodass er mit Ende sechzig ein bisschen kürzertreten konnte. Etwa um diese Zeit hörte er vom Einsatz von CT-Aufnahmen für die Suche nach unerkannten Krankheiten, wie zum Beispiel der stummen Herzerkrankung und Krebs. Unweit seines Wohnorts hatte gerade ein medizinisches Zentrum eröffnet, und er dachte sich, dass es gewiss kein Fehler sei, sich untersuchen zu lassen. Er hatte keinerlei Symptome von Herzproblemen, er war schlank und hatte sämtliche Tests bei seinem Hausarzt problemlos bestanden, deshalb war er zuversichtlich, dass die Ergebnisse beruhigend ausfallen würden.

Als er bei der Arbeit die Nachricht erhielt, dass er beim Gesundheitszentrum zurückrufen solle, rechnete er mit guten Neuigkeiten. Tatsächlich wurde ihm jedoch mitgeteilt, dass seine Herzkranzgefäße in den entscheidenden Abschnitten stark verkalkt waren und er einen Gesamtkalzium-Score von über 1000 hatte. Das Zentrum empfahl ihm, einen Herzspezialisten aufzusuchen.

Ihm wurde ein Belastungstest empfohlen, und das Belastungsechokardiogramm zeigte, dass ein großer Bereich der Herzvorderseite schlecht durchblutet wurde. Nach einer ausführlichen Diskussion über die Risiken wurde eine Herzkatheteruntersuchung durchgeführt, die eine starke Verengung seiner linken Koronararterie (LCA) diagnostizierte. Innerhalb einer Stunde war ein Herzchirurg an seinem Bett und sprach mit ihm über eine Bypass-Operation.

Teddy war über diesen raschen Ereignisverlauf schockiert, aber nachdem er sich das Für und Wider angehört hatte, stimmte er schließlich zu, denn ein Bypass ist bei starken Verschlüssen der LCA die bevorzugte Behandlung. Zum Glück verlief die Operation, in der ihm drei Bypässe um seine verengten Herzarterien gelegt wurden, ohne Komplikationen. Nach vier Tagen wurde er nach Hause entlassen, und nach sechs Wochen arbeitete er wieder in seinem Büro. Schließlich meldete er sich für ein intensives Herzrehabilitationsprogramm an, um mehr über die Vermeidung weiterer Verschlüsse mithilfe einer gesunden Lebensführung zu erfahren.

Theresa war im Vorstand eines Krankenhauses tätig und besichtigte häufig neue Anlagen. Sie war Ende fünfzig, sah aber deutlich jünger aus und spielte mit Leichtigkeit mehrmals in der Woche Tennis. Sie hatte bislang keinerlei Herzprobleme gehabt oder bekannte Risiken für eine Herzerkrankung. Bei der Inspektion eines neuen CT-Scanners, der gerade im Krankenhaus installiert worden war, wurde ihr, als spezielles Angebot für Vorstandsmitglieder, ein Kalzium-Scoring-CT angeboten. Sie stimmte zu, nach zehn Minuten war die Untersuchung beendet, und sie verließ das Krankenhaus.

Theresa war schockiert, als der Leiter der Kardiologie sie noch am selben Tag anrief und ihr mitteilte, dass sie für eine Frau ihres Alters mit einem Kalzium-Score von über 200 eine starke Kalkbelastung habe. Sie willigte ein, am folgenden Tag einen Belastungstest zu machen, der beunruhigende Veränderungen ihrer Herzkranzgefäße zutage brachte, und sie stimmte einer Herzkatheteruntersuchung zu. Eine Arterie war zu 95 Prozent, eine andere an einer Verzweigungsstelle zu 80 Prozent verschlossen. Ihr wurden in diesen Bereichen erfolgreich Stents eingesetzt, und am folgenden Vormittag konnte sie entlassen werden. Nachträgliche moderne Laboruntersuchungen identifizierten bis dahin nicht erkannte Risikofaktoren, die ihre unerwarteten Herzprobleme zum Teil erklärten und mithilfe einer veränderten Medikation und Nahrungsergänzungsmitteln behandelt wurden.

Die Erlebnisse von Teddy und Theresa sind selten. Es ist ungewöhnlich, dass ein Mensch ohne Symptome einer Herzerkrankung nach der Feststellung des koronaren Kalzium-Scores eine Bypass-Operation oder Stents benötigt, aber es kommt vor, und hier handelt es sich um zwei konkrete Beispiele. Ungeachtet der Häufigkeit solcher Vorkommnisse ist die Wahrscheinlichkeit hoch, dass das offensive Vorgehen nach der frühen Entdeckung der stummen Herzerkrankung diesen Patienten weitere Lebensjahre geschenkt hat.

Die Entwicklung der Computertomografie (CT)

Vor etwa zwanzig Jahren erreichten die Fortschritte der bildgebenden Verfahren das Gebiet der Computertomografie beziehungsweise CT-Aufnahmen. In den 1970er-Jahren hatten die Geräte einzelne bildgebende Elemente und waren in ihrer Datenerfassung recht langsam. Der Durchbruch gelang, als eine kleine Firma namens Imatron ein neues CT-Gerät entwickelte. Dieses wurde Elektronenstrahl-CT beziehungsweise EBT (electron beam computerized tomography) genannt. Mit der Massenproduktion dieser Maschinen wurde in den 1990er-Jahren begonnen, und sie waren um ein Vielfaches schneller als die bisherigen CT-Scanner.

Davor waren CT-Aufnahmen des Herzes nicht durchführbar, weil das Herz immer in Bewegung ist und die Standard-CT-Geräte der frühen Generation nur sehr verschwommene Bilder aufnahmen. Doch der EBT-Scanner konnte mit ausreichender Geschwindigkeit Bilder machen, um Abschnitte des Herzes trotz der Tatsache, dass es sich bewegte, akkurat abzubilden. Obwohl kein Kontrastmittel injiziert wurde, konnte man die Arterien erkennen, die das Herz mit Blut versorgen, weil sie in Fett eingebettet sind. Blut hat eine andere Dichte als Fett, deshalb konnten diese neuen Maschinen durch mehrere Arterienäste hindurch Bilder aufnehmen – und zwar innerhalb weniger Sekunden.

Wie kann man geschädigte Herzkranzgefäße auf CT-Aufnahmen erkennen? Seit etwa hundert Jahren ist bekannt, dass Kalkablagerungen in den Blutgefäßen auf Röntgenaufnahmen zu sehen sind, vergleichbar mit dem, was man auf Röntgenbildern von Knochenbereichen, wie zum Beispiel den Rippen, erkennt. So konnte das Röntgenbild einer Beinfraktur auch die Verkalkung in den Arterien des gebrochenen Beines eines diabetischen Patienten zeigen. Bei Diabetikern ist die Wahrscheinlichkeit erhöht, dass auf Röntgenbildern verkalkte Arterien zu erkennen sind und dass die Betroffenen eine Herzerkrankung entwickeln. Und auch Verkalkungen im Bereich der Aorta, des größten Blutgefäßes im Körper, konnten auf Röntgenbildern ausgemacht werden.

Daher war zum Zeitpunkt, als das EBT-Gerät auf den Markt kam, durchaus schon bekannt, dass die auf Röntgenbildern erkennbare Verkalkung der Arterien ein Hinweis auf vaskuläre Plaque ist.

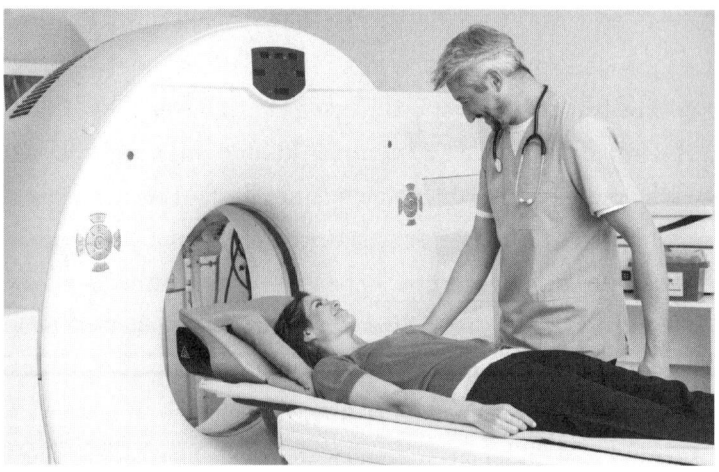

Abbildung 3: CT-Scanner

Darüber hinaus hatte die Labor- und Medizinforschung ergeben, dass die Verkalkung ein Merkmal der Atherosklerose ist,
das heißt der Verhärtung der Blutgefäße. In fast allen Fällen, in
denen sich in den Blutgefäßen Plaque ansammelt und zunehmend zu Verengungen führt, besteht diese Plaque zu einem
Teil aus Kalzium, das häufig bis zu 20 Prozent des Plaque-
volumens in dem betroffenen Areal ausmacht. So, wie sich die
Dichte von Blut von der Dichte von Fett unterscheidet, so unterscheidet sich die Dichte eines verkalkten Blutgefäßes stark sowohl von der Dichte des Blutes in der Arterie als auch des sie
umgebenden Fettes.

Das Fazit lautet, dass es ganz einfach ist, auf einer Rönt-
genaufnahme Kalk in einer Arterie zu erkennen. Deshalb ist
es auch sehr einfach, Plaque in einem Blutgefäß zu entdecken,
indem man Kalk als Marker der Plaque nutzt. Bis zur Entwicklung des EBT-Scanners konnten wir jedoch aufgrund der Herz-

bewegungen keine genauen Aufnahmen der Herzkranzgefäße erhalten. Das alles veränderte sich mit der Markteinführung des EBT-Scanners.

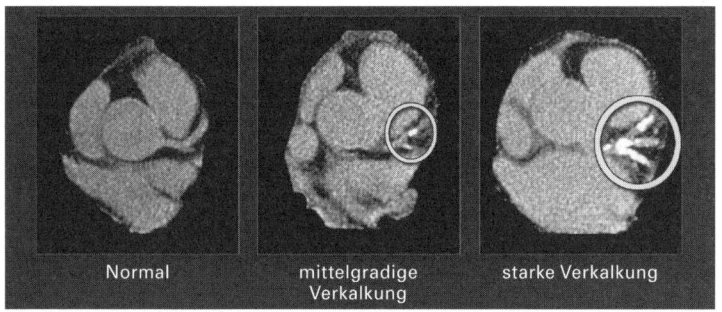

Normal | mittelgradige Verkalkung | starke Verkalkung

Abbildung 4: CT-Aufnahmen des Herzes

Dr. Arthur Agatston, ein Kardiologe aus der Region Miami, unternahm weitere Vorstöße bei der Nutzung des EBT-Scanners zur Entdeckung verkalkter Herzkranzgefäße. Er erkannte, dass der neue Scanner die stumme Erkrankung der Herzarterien entdecken konnte, und beteiligte sich an der Entwicklung eines Softwareprogramms für die Messung der Kalkablagerungen in den Herzkranzgefäßen. Er entwickelte einen Score, der häufig als Agatston-Score bezeichnet wird und die Kalkmenge in den Arterien angibt. Agatston hatte einige Ergebnisse der EBT-Scans des Herzes gesehen, die einen Score von null aufwiesen, weil in keiner Arterie Kalzium entdeckt wurde. Dagegen hatten manche Menschen so starke Kalkablagerungen in ihren Herzkranzgefäßen, dass der Score in die Hunderte, ja sogar Tausende gehen konnte, wie es bei Teddy der Fall gewesen war. Dies war der Beginn einer neuen Ära für die Untersuchung der Herzkranzgefäße symptomfreier Patienten.

Hersteller von Standard-CT-Geräten, wie zum Beispiel General Electric, reagierten auf die Entwicklung der EBT-Scanner, indem sie ihrerseits schnellere Geräte entwickelten, die Multislice-Computertomografen genannt wurden. Diese Maschinen werden gegenwärtig für Diagnoseverfahren eingesetzt, und der EBT gilt inzwischen schon als Dinosaurier.

EBT-Scanner waren sehr teuer, und die Gesundheitszentren, die diese Untersuchung als Erste anboten, verlangten etwa 1000 Dollar pro Test, die nicht von den Versicherungen übernommen wurden. Zu Beginn war auch die Multislice-Technik teuer, doch mit der Zeit begannen die Kosten zu sinken. In den USA übernehmen noch heute viele Versicherungen diese Herzuntersuchung nicht, doch zum Glück ist der Preis in vielen Krankenhäusern auf etwa 100 Dollar oder weniger gesunken, und mancherorts kostet sie nur 25 bis 45 Dollar. Sollten Sie in Texas leben, können Sie sich freuen, denn dort wird das CT von der Krankenversicherung bezahlt.

Sollten Sie eine CT-Aufnahme machen lassen?

Was erwartet Sie, wenn Sie eine Aufnahme Ihrer Herzkranzgefäße machen lassen, um Ihren Kalzium-Score zu bestimmen? Ich habe im Alter von fünfzig Jahren eine Untersuchung meiner Herzkranzgefäße durchführen lassen und bin stolz darauf, dass mein Wert bei null lag. Für den Test ist keine Infusion oder Spritze irgendwelcher Medikamente nötig, deshalb ist jede Angst vor Nadeln unbegründet. Ich habe mich einfach auf den Aufnahmetisch gelegt und wurde in den CT-Scanner geschoben. Ich empfand das Gerät überhaupt nicht klaustrophobisch; das Innere war recht groß, und während der Aufnahmen wurde entspannende Musik gespielt. Ein paarmal musste ich für jeweils etwa zehn Sekunden den Atem anhalten, doch die gesamte Untersuchung dauerte weniger als eine Minute. Sogar Menschen mit Herzschrittmachern und anderen metallischen Implantaten können einen CT-Scan machen lassen, wohingegen ein MRT bei Patienten mit diesen Implantaten unmöglich ist. Die einzige Einschränkung könnte das Gewicht eines Patienten sein, weil CT-Scanner nur für Patienten von weniger als 160 bis 180 Kilogramm Körpergewicht gebaut sind.

Gibt es Menschen, bei denen Gegenanzeigen gegen einen koronaren Kalzium-Scan bestehen? Wenn Sie über Ihre koronare Arterienerkrankung bereits Bescheid wissen (vielleicht, weil eine frühere Herzkatheteruntersuchung einige Verschlüsse offenbart hat oder weil Sie bereits eine Stent- oder Bypass-Operation hinter sich haben), besteht keine Notwendigkeit für einen Screeningtest dieser Art. Patienten, die wissen, dass sie Verschlüsse in anderen Körperteilen haben, wie zum Beispiel in einer zum Gehirn führenden Arterie, die als Karotisarterie beziehungsweise Halsschlagader bezeichnet wird, oder in Beinarterien, bleiben strittige Kandidaten für einen CT-Scan, weil sie offensive Behandlungen benötigen, egal, was das Herz-CT ergibt. Patienten mit Atherosklerose in anderen Körperteilen müssen unabhängig davon, was im Herz diagnostiziert wird, therapiert werden. Doch ich stelle in meiner Praxis fest, dass Patienten, denen ich mitteilen muss, dass auch ihre

Herzkranzgefäße von der Krankheit betroffen sind und damit ihr Risiko steigt, der Todesursache Nummer eins in der westlichen Welt zum Opfer zu fallen, umso motivierter sind, Vorsorgemaßnahmen zu ergreifen und ihren Lebensstil zu verändern.

Das American College of Cardiology hat sich sehr für den Einsatz koronarer Arterienkalzium-Scans bei Patienten mit bekannten Risikofaktoren für eine stumme Koronarerkrankung ausgesprochen, wie zum Beispiel Alter, Bluthochdruck, Diabetes und andere kardiovaskuläre Erkrankungen. Meiner Meinung nach können Risikofaktoren die tatsächliche Gefährdung jedoch nur zum Teil korrekt angeben. Ich selbst empfehle auch Patienten ohne offenkundige Risikofaktoren einen koronaren Kalzium-Scan, um eine mögliche stumme Herzerkrankung frühzeitig zu identifizieren.

Worin bestehen die Risiken einer CT-Untersuchung? Abgesehen von den Kosten sind die weiteren Gefahren eventuell die Strahlung, die Möglichkeit, unnötig für Stress zu sorgen sowie die Diagnose von lediglich weicher Plaque. Wir wollen uns zuerst mit der Strahlendosis befassen.

Jahrzehntelang haben Kardiologen auf nuklearmedizinische Belastungstests gesetzt und Laufbanduntersuchungen mit Substanzen wie Thallium oder Cardiolite durchgeführt. Wir waren uns der Strahlenbelastung für die Patienten zwar stets bewusst, doch es gab nur wenige Alternativen, und über die Risiken wurde nicht viel gesprochen. Die Maßeinheit für die Strahlendosis heißt Millisievert, abgekürzt mSv. Eine Untersuchung mit Cardiolite setzt einen Patienten einer Strahlung von etwa 10 bis 15 mSv aus. Im Vergleich dazu belastet eine effizient durchgeführte Herzkatheteruntersuchung den Patienten mit 8 bis 10 mSv – also mit weniger als der nuklearmedizinische Belastungstest.

Und was ist mit den koronaren Kalzium-CT-Aufnahmen? In Einrichtungen mit den modernsten Multislice-Scannern, die inzwischen häufig 64, 128 oder 256 Schichtaufnahmen und mehr machen, erfolgt die Bilderfassung so schnell, dass die Strahlendosis vielleicht bei lediglich 1 mSv oder weniger liegt. Dies entspricht etwa der Strahlendosis bei einer Mammografie. Die Strahlenbelastung ist bei Kalzium-CT-Aufnahmen (im Vergleich zu jener der beliebten nuklearmedizinischen Belastungstests) so gering und die dadurch gewonnenen Informationen so viel genauer, dass ich den CT-Scan bevorzuge. Außerdem kann fünfundvierzig Minuten vor dem CT-Scan eine Kombination aus Antioxidantien und Mineralien eingenommen werden, die die mögliche Schädigung der DNA durch die Strahlung erwiesenermaßen reduzieren kann (→ Abschnitt »Ressourcen«, Seite 166). Ich empfehle dies jedem, der sich einer mit Strahlenbelastung verbundenen Untersuchung unterzieht.

Ein weiteres mögliches Problem bei Kalzium-CT-Scans besteht darin, dass Menschen, deren Kalzium-Score bei null liegt, der Meinung sein könnten, dies würde bedeuten, dass sie die Puppen tanzen lassen und sämtliche Vorsorgestrategien über Bord werfen können (auch wenn das meiner Erfahrung nach nie passiert ist). Hingegen könnten Menschen, deren Scan-Ergebnisse leicht abnorm sind, allzu große Angst haben, eine Herzerkrankung diagnostiziert zu bekommen. Auch das habe ich nicht häufig erlebt, zum Teil wohl auch deshalb, weil ich den Patienten so viele Vorbeugeoptionen anbiete, die sie stärken.

Und schließlich enthält weiche Plaque nicht genügend Kalzium, um auf einer CT-Aufnahme erkennbar zu sein, deshalb wird sie bei einem Ergebnis von null nicht berücksichtigt. Grund zur Sorge sind diese Ablagerungen bei Patienten mit einer frischen oder sich verschlimmernden Angina Pectoris, die auch unter dem Begriff »Instabile Angina« bekannt ist und sogar ohne körperliche Anstrengung auftreten kann. Bei einer instabilen Angina sind die Plaques möglicherweise auseinandergebrochen und hemmen die Durchblutung (im Gegensatz zur stabilen Angina, bei der der Schmerz während körperlicher Anstrengung oder Stress auftritt und durch Kalkablagerungen verursacht wird, die die Blutgefäße nach und nach verschließen). Doch wenn Sie keine Symptome einer Angina Pectoris feststellen und nur zur Vorsorge einen koronaren Kalzium-CT-Scan machen lassen, schränkt die Möglichkeit, dass weiche Plaque übersehen wird und nur harte, verkalkte Areale gemessen werden, die Aussagekraft der Vorhersage der langfristigen Sicherheit und Folgen erwiesenermaßen nicht wesentlich ein.

Eine Allergie gegen Jod oder Schalentiere ist kein Grund, auf diese Untersuchung zu verzichten. Weil keine Kontrastmittel verabreicht und keine Arzneimittel injiziert werden (es wird nicht einmal ein Infusionszugang gelegt), besteht keine Gefahr allergischer Reaktionen. Vielleicht haben Sie von einer anderen Art des Herz-CT-Scans gehört, der sogenannten koronaren CT-Angiografie, beziehungsweise CTA, für die ein intravenös verabreichtes Kontrastmittel verwendet wird. Es handelt sich um wichtige Untersuchungen, doch die meisten Ärzte nutzen sie nicht als bevorzugten Screeningtest.

Das American College of Cardiology, dessen Stipendiat und Mitglied ich bin, hat einen großen Schritt nach vorn getan, als es sich zu den koronaren Kalzium-CT-Scans äußerte. Es vereinbarte neue Richtlinien für die Bewertung der Herzrisiken von asymptomatischen Erwachsenen. Die neuen Richtlinien, die auf Berichten zahlreicher Studien mit mehr als 100 000 Patienten basieren, legen zwei Indikationen mit dem Schlüssel IIa für Kalzium-CT-Scans fest. Die Definition dieser Indikation bedeutet, dass »die Erkenntnislage beziehungsweise Fachmeinung die Nützlichkeit dieser Maßnahme oder Behandlung mehrheitlich bestätigt«. Der IIa-Indikationsschlüssel für koronare Kalzium-CT-Scans galt für asymptomatische Patienten mit einem mittleren (10- bis 20-prozentigen) Zehnjahresrisiko eines koronaren Ereignisses, basierend auf dem Framingham-Risiko-Score (FRS) und anderen Risikoalgorithmen, sowie für asymptomatische Patienten von vierzig Jahren und älter, die an Diabetes mellitus leiden. Weil in den USA die Zahl der Erwachsenen (mit oder ohne Diabetes) mit mittlerem FRS erheblich ist, haben diese Richtlinien zur Folge, dass bei vielen Menschen ein koronares Kalzium-CT-Scan durchgeführt werden müsste.

Der Kalzium-Score – die Null sollte Ihr Ziel sein

Ein koronarer Kalzium-Score könnte der wichtigste zur Verfügung stehende Test sein, um Ihr Leben vor einer Tragödie zu bewahren. Die europäische Kardiologengesellschaft hat ein Positionspapier über Herz-CT-Scans veröffentlicht und darin festgestellt, dass die koronare Verkalkung bei asymptomatischen Personen ein starker Risikoindikator für zukünftige kardiovaskuläre Ereignisse ist und über die traditionellen Risikofaktoren hinaus Aussagekraft besitzt. Im gleichen Positionspapier wurde darauf hingewiesen, dass ein Kalzium-Score von null bei asymptomatischen Personen mit einem sehr geringen Risiko für Herzereignisse in den folgenden drei bis fünf Jahren verbunden ist (weniger als 1 Prozent pro Jahr). Bei Personen mit einem koronaren Kalzium-Score von über 1000 ist das Risiko schwerer Ereignisse hingegen um das Elffache erhöht, selbst wenn sie symptomfrei sind. Das ist ein gewaltiger Unterschied.

Die Kardiologen am Texas Heart Institute fassten die wissenschaftlich nachgewiesene Nützlichkeit des koronaren Kalzium-Scorings zusammen. Sie wiesen darauf hin, dass bei der Heranziehung der Standardrisikofaktoren wie Cholesterinwert und Blutdruck zur Einschätzung des Risikos mindestens 25 Prozent der Menschen mit einer Herzerkrankung völlig unerkannt bleiben. Ihrer Meinung nach ist der koronare Kalzium-Score wichtig, weil Kalkablagerungen in den Herzkranzgefäßen auf eine zugrunde liegende koronare Herzerkrankung hinweisen. Darüber hinaus stellten sie fest, dass ein Kalzium-Score von null bei asymptomatischen Erwachsenen mit geringem Risiko darauf schließen lässt, dass atherosklerotische Ablagerungen beziehungsweise eine obstruktive Lungenerkrankung höchst unwahrscheinlich sind und mit einem sehr geringen Risiko kardiovaskulärer Ereignisse in den folgenden zwei bis fünf Jahren zu rechnen ist. Positive koronare

Kalzium-Scores bestätigten hingegen vorhandene atherosklerotische Ablagerungen, und erhöhte Scores stehen direkt proportional mit einem erhöhten Risiko einer koronaren Herzerkrankung in Verbindung.

Sie wünschen noch mehr Daten? In einer Studie mit Kalzium-CT-Scans (bekannt als PROMISE-Studie), die mit mehr als 8800 Teilnehmern durchgeführt wurde, hatte zu Beginn keine dieser Personen eine diagnostizierte Herzerkrankung. Bei der Folgestudie drei Jahre später wiesen die 25 Prozent der Studienteilnehmer mit den höchsten Kalzium-CT-Werten eine vierfach erhöhte Wahrscheinlichkeit auf, einen Herzinfarkt zu erleiden oder an einer Herzerkrankung zu sterben, im Vergleich zu denjenigen 25 Prozent mit den niedrigsten Scores. Außerdem war die Wahrscheinlichkeit bei ihnen erstaunliche 26 Prozent höher, in diesem Zeitraum eine Stent- oder Bypass-Operation zu benötigen.

Das American College of Cardiology hat kürzlich bei einer Konferenz als Beispiel für die große Glaubwürdigkeit der Forschung über Kalzium-Scans mehrere neue, sehr aufschlussreiche Studien vorgestellt, bei denen diese Scans zum Einsatz kamen. In einer im *JACC* unter dem Titel *Cardiovascular Imaging* veröffentlichten Studie mit fast 1000 Teilnehmern, die im Durchschnitt über einen Zeitraum von sieben Jahren beobachtet wurden, haben Forscher am Houston Methodist Hospital in Texas festgestellt, dass die koronaren Kalziumwerte sich deutlich besser eigneten, kardiale Ereignisse vorherzusagen, als zwei andere Tests für Herzerkrankungen: der Framingham-Zehnjahresrisiko-Kalkulator und der Belastungstest auf dem Laufband oder Ergometer. Der Vorteil des Kalzium-Scorings war bei den etwa 80 Prozent der teilnehmenden Patienten besonders augenfällig, die aufgrund der Ergebnisse ihrer Laufbandtests auf ein geringes Risiko schließen ließen. Die Wissenschaftler erklärten, dass das Kalzium-Scoring helfen kann, Patienten, die im Begriff sind, eine Herzerkrankung zu entwickeln, früher ausfindig zu machen, als es mit den anderen verfügbaren Tests möglich ist.

In einer dem American College of Cardiology vorgestellten 20-Jahres-Studie mit nahezu 5600 Teilnehmern haben Wissenschaftler am UCLA Medical Center herausgefunden, dass die Wahrscheinlichkeit bei Patienten mit niedrigen Kalziumwerten (von 1–99) sogar um 50 Prozent höher war, an einer Herzerkrankung zu sterben, als bei Patienten mit einem Kalzium-Score von null. Mittlere Werte (von 100–399) entsprachen einer um 80 Prozent erhöhten Sterbewahrscheinlichkeit, und hohe Werte (über 400) entsprachen einem um 300 Prozent erhöhten Sterberisiko im Vergleich mit Patienten mit einem Kalzium-Score von null. Mit Sicherheit wollen Sie zur Gruppe der Menschen mit einem Wert von null gehören!

Wie groß ist Ihre Chance, einen normalen koronaren Kalzium-Score zu haben? Das hängt von Ihrem individuellen Risikoprofil ab, und wenn Sie rauchen oder übergewichtig sind, wenn Sie an Prädiabetes oder Diabetes leiden, einen hohen Cholesterinspiegel und hohen Blutdruck haben, ist die Wahrscheinlichkeit gering, dass Sie einen Wert von null erreichen. Doch um Ihnen eine Art von Gesamtperspektive zu geben, habe ich mich an der Erstellung eines Registers von annähernd 82 000 Menschen beteiligt, die sich kürzlich einem koronaren Kalzium-Scan im Rahmen des sogenannten National & International Heart Health Programms unterzogen haben, welches von Dr. Jeffrey Fine, einem Physiologen für kardiovaskuläre Erkrankungen, geleitet wird. Lediglich 42 Prozent hatten den geringsten Risikowert von null; 31 Prozent wiesen einen Wert zwischen 1 und 99 auf, 16 Prozent hatten einen Wert zwischen 100 und 399 (der als hohes Risiko eingestuft wird) und 11 Prozent lagen bei über 400 und hatten damit ein sehr hohes Risiko. 2801 Personen hatten einen extremen Wert von über 1000. Es besteht also eine Wahrscheinlichkeit von 60 Prozent, dass Sie einige koronare Kalkablagerungen haben, doch solange die Koronarverkalkung nicht gemessen wird, kann über das tatsächliche zukünftige Risiko nur spekuliert werden.

Kann ein abnormer koronarer Kalzium-Score verringert werden? Auf diese Frage werde ich in Kapitel 10 ausführlich eingehen. In einer im Jahr 2005 veröffentlichten Studie wurden 1005 Patienten mit einem abnormen koronaren Kalzium-Score entweder mit Aspirin, mit einem Statin oder mit beiden Mitteln behandelt, um den Cholesterinwert zu senken. Der durchschnittliche Kalziumwert lag bei 370. Nach vierjähriger Behandlung wurde bei Patienten, die ein Statin erhielten, eine siebenprozentige Rate von Herzereignissen, wie zum Beispiel Herzinfarkte, gemeldet, bei Patienten, die ein Placebo erhielten, lag die Rate hingegen bei zwölf Prozent. Es werden noch weitere Untersuchungen benötigt, um festzustellen, wie das Risiko mithilfe bestimmter Behandlungsmethoden gesenkt werden kann.

Doch diese Studie lieferte Hinweise, wie eine stumme Herzerkrankung in einem frühen Stadium erkannt und behandelt werden kann.

Schützen Sie Ihr Herz

♥ Unbemerkte, gefährliche Ablagerungen in den Herzkranzgefäßen sind fast immer verkalkt.

♥ CT-Scanner können diesen stummen Killer innerhalb
von Sekunden entdecken und vermessen.

♥ Ein Wert von null weist auf normale koronare Kalkablagerung hin; alles, was darüber liegt, bedeutet ein
erhöhtes Risiko.

♥ Eine Behandlung kann bei verkalkten Arterien das
Herzinfarktrisiko senken.

Erste Schritte

Falls Sie noch nie eine Computertomografie haben machen lassen, um die Verkalkung Ihrer Herzkrankgefäße
untersuchen zu lassen, und nicht wissen, ob Sie mit gefährlichen Gefäßablagerungen herumlaufen, rufen Sie
bei den Krankenhäusern in Ihrer Nähe an. Finden Sie heraus, welches den schnellsten Computertomografen besitzt, weil Sie wissen, dass ein 256-Schicht-CT schneller
ist als ein 6-Schichten-Apparat und so weiter.
Erkundigen Sie sich, wie hoch die Strahlenbelastung in
Millisievert in den verschiedenen Krankenhäusern bei
dieser Untersuchung ist, und wählen Sie die Klinik mit
der geringsten Strahlenbelastung. Fragen Sie, ob die
Untersuchung von Ihrer Krankenkasse übernommen

wird und ob Sie eine Überweisung benötigen. Falls ja, kontaktieren Sie Ihren Hausarzt, und bitten Sie um eine solche Überweisung. Am besten geben Sie den Sie behandelnden Ärzten eine Kopie dieses Buches und sagen ihnen, dass Sie diesen Test ebenfalls machen wollen. Und achten Sie schließlich darauf, sich Ergänzungsmittel zu besorgen, um sich vor DNA-Schädigungen durch die Strahlenbelastung zu schützen (→ Abschnitt »Ressourcen«, Seite 166). Machen Sie es einfach!

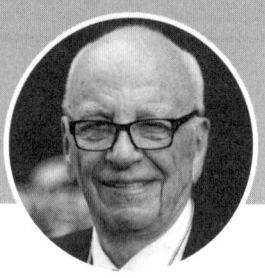

Die Welt verändert sich sehr schnell.
In Zukunft wird Größe allein nicht mehr zählen.

Rupert Murdoch, ehemaliger CEO von 21st Century Fox

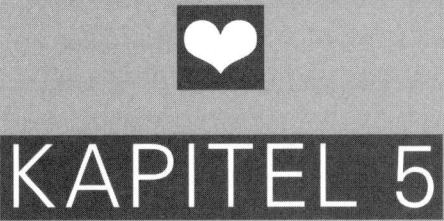

KAPITEL 5

Intima-Media-Dicke – dünn ist angesagt

Denise war stolz darauf, dass sie sich immer über die neuesten medizinischen Fortschritte informierte, und ihre Lektüre hatte ergeben, dass eine gesunde Mundhöhle Voraussetzung für einen gesunden Körper ist. Sie erfuhr, dass es nur wenige Kilometer von ihrem Zuhause entfernt einen Spezialisten in Sachen Parodontose gab und dass dieser im ganzen Land Vorträge vor anderen Zahnärzten hielt. Sie vereinbarte einen Termin an einem Tag, an dem sie im familieneigenen Lebensmittelgroßhandel weniger Verpflichtungen hatte als gewöhnlich. Seit dem Tod ihres Mannes führte sie den Betrieb allein und hatte dadurch einige ihrer früheren gesunden Lebensgewohnheiten vernachlässigt. Sie musste zugeben, dass sie zu viele Entschuldigungen für ihre Ernährungsweise und ihren Schlafmangel fand.

Denise war von der ausführlichen Erläuterung des Zusammenhangs zwischen Zahnfleischerkrankungen und Herzgesundheit beeindruckt, die der Zahnarzt ihr gab, und stimmte zu, dass er in ihrem Mundraum nach speziellen Markern des parodontalen Gesundheitszustands suchte. Bei ihrem Folgetermin erfuhr sie, dass sie einen genetischen Marker hatte, der darauf hinwies, dass sie einen entzündungsfördernden Stoff namens Interleukin 6 (IL-6) in überdurchschnittlichen Mengen produzierte, was eine Gefahr für ihren Mundraum und ihre Blutgefäße mit sich brachte. Der Spezialist erläuterte ihr, dass er sich Sorgen mache, weil dies auf ein erhöhtes Risiko von Gefäßschädigungen hinweise. Außerdem erklärte er ihr, dass eine einfache Ultraschalluntersuchung ihrer Halsschlagadern mit einer speziellen Software diagnostizieren könne, ob ihre Blutgefäße ihrem Alter entsprechend seien oder ob stumme Anzeichen für eine fortgeschrittene Arterienalterung vorlägen.

Obwohl Denise die Kosten dieser Untersuchung selbst übernehmen musste, willigte sie ein und kam schließlich für den einfachen Scan, der zwanzig Minuten in Anspruch nahm, in meine Praxis. Sie wartete gespannt auf die Ergebnisse der Vermessung der Intima-Media-Dicke (IMD) der großen Halsschlagader, der *Arteria carotis interna,* aber sie war gar nicht

so überrascht, als ich sie ihr am Telefon erläuterte. Ihr Arterienalter lag zwölf Jahre über ihrem tatsächlichen Alter. Und dies
war für sie Anstoß genug, für weitere Laboruntersuchungen
und eine Besprechung über ihren Lebensstil in meine Praxis
zu kommen. Sie war motiviert und nahm rasch ihre früheren
Gewohnheiten wieder an, täglich 10 000 Schritte zu gehen,
einen Teil des Tages an einem Stehpult zu arbeiten, an Arbeits-
tagen gesünderes Essen ins Büro mitzunehmen und einen
Zeitplan aufzustellen, um gegen 22 Uhr zu Bett zu gehen, damit sie um 5 Uhr 30 ausgeruht aufstehen konnte. Außerdem
willigte sie ein, ein paar spezielle vaskuläre Ergänzungsmittel einzunehmen, die die Atherosklerose der Halsschlagader
erwiesenermaßen verringern.

IMD-Untersuchung – Ultraschall schlägt das Röntgen

Das Kalzium-Scanning der Herzkranzgefäße ist nicht die einzige Technik, die erwiesenermaßen stumme Gefäßerkrankungen diagnostizieren kann und eine Messung der Arterienalterung ermöglicht. Als das American College of Cardiology sich
für die Nutzung der koronaren Kalzium-CT-Scans aussprach,
wurde auch das IMD-Scanning erwähnt. Der Vorteil von IMD-
Scans besteht darin, dass anstelle von Strahlung Ultraschall
eingesetzt wird. Deshalb gibt es keinerlei Diskussionen über
die Sicherheit, weil es sich um die gleiche bildgebende Techno-
logie handelt, die auch bei Schwangeren genutzt wird.

Außerdem zögere ich aufgrund der Strahlenbelastung, bei einem Patienten häufiger als alle fünf Jahre einen koronaren Kalzium-CT-Scan durchzuführen. Eine IMD-Untersuchung kann hingegen wiederholt vorgenommen und genutzt werden, um festzustellen, ob die Kalkablagerung fortschreitet oder dank Veränderungen der Lebensgewohnheiten und anderer Therapien geringer wird. In den USA werden IMD-Untersuchungen in den meisten Bundesstaaten nicht von den Krankenversicherungen übernommen, und Kliniken, die diese Untersuchung anbieten, verlangen dafür in der Regel etwa 250 Dollar – im Vergleich zu den durchschnittlichen 100 Dollar für CTs. Deshalb müssen Sie in den USA je nach Häufigkeit der notwendigen Tests, Ihrer Bereitwilligkeit, sich der Strahlenbelastung auszusetzen, und Ihren finanziellen Möglichkeiten entscheiden, welcher Test für Sie jeweils der richtige ist.

Es liegen mehrere Tausend wissenschaftliche Studien über die einzigartigen Informationen vor, die mithilfe eines IMD-Scans bezüglich der Plaqueablagerungen in großen Gefäßen gewonnen werden können, vor allem in den Halsschlagadern, die direkt ins Gehirn führen.

Definition der
Intima-Media-Dicke-Messung

Bereits in den 1980er-Jahren wurde die IMD-Technik eingesetzt, doch weil eine ausgeklügelte Software benötigt wird, um die Bilder analysieren zu können, wird sie nur in relativ wenigen Krankenhäusern und Praxen angeboten. Sie beinhaltet eine Analyse der sehr feinen Messungen, die durch die bildliche Darstellung der Halsschlagadern ermöglicht wird. Zunächst wird die eine Seite des Halses, dann die andere mit Ultraschall vermessen, und es werden Aufnahmen der Halsschlagadern gemacht.

Die Untersuchung ist schmerzfrei und in der Regel sehr schnell vorbei. Sie ist mit der normalen Ultraschalluntersuchung der Halsschlagader vergleichbar, die in vielen Praxen und Krankenhäusern durchgeführt wird.

Doch die IMD-Messung ist insofern einzigartig, als sie eine Analyse über die visuelle Präsenz von fortgeschrittener Plaque hinaus ermöglicht, die mit dem Standard-Ultraschall diagnostiziert werden kann, weil weitere fortschrittliche Messungen der Arteriengesundheit vorgenommen werden. Diese Untersuchung ist problemlos, es muss weder ein Venenzugang gelegt noch müssen Spritzen verabreicht werden, und sie erfolgt ohne Strahlenbelastung.

Und was wird gemessen? Die sehr dünne Gefäßinnenwand wird als »Intima« bezeichnet, während die nächste Schicht eines Blutgefäßes »Media« genannt wird. Zusammen bilden sie die sogenannte Intima-Media-Wand der Arterie, an der sich die Atherosklerose entwickeln kann. Die Dicke dieser Wand kann millimetergenau gemessen werden. Der erste Hinweis auf eine sich in einem Gefäß entwickelnde Atherosklerose ist eine Zunahme der Intima-Media-Dicke, die durch verschiedene Komponenten der Schädigung hervorgerufen wird. Mithilfe der IMD-Messung kann diagnostiziert werden, ob sich harte oder weiche Plaque ablagert und wie viel Plaque genau vorhanden ist (die bei den meisten herkömmlichen Analysemethoden und deren Interpretationen unsichtbar bleibt).

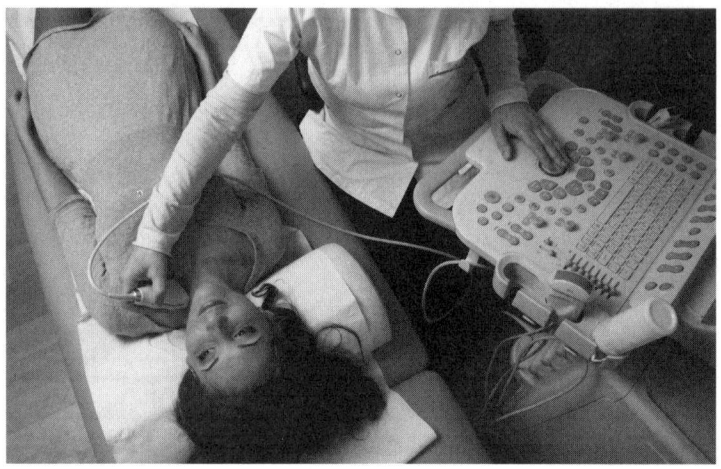

Abbildung 5: Die IMD-Ultraschalluntersuchung

Inzwischen gibt es große Vergleichsdatenbanken der Ergebnisse Tausender nach Alter und Geschlecht kategorisierter Patienten mit normalen IMD-Werten. Darüber hinaus liegen Studien vor, die die durchschnittliche jährliche Entwicklung dieser IMD-Messungen mit zunehmendem Alter erfassen. Wenn sich die IMD-Ergebnisse schneller als im Durchschnitt verschlechtern, dann lagert sich in den Halsschlagadern weiche Plaque ab, sodass Veränderungen der Lebensgewohnheiten und therapeutische Maßnahmen erforderlich sind. Verbessern sich die IMD-Ergebnisse hingegen mit der Zeit, dann wird die Gefäßwand dünner, die Ablagerungen bilden sich zurück, wodurch das Ziel der Therapie erreicht ist. Es handelt sich bei dieser Untersuchung um eine der sichersten Methoden, Arterien früh und über einen längeren Zeitraum hinweg zu untersuchen und das Risiko für eine Herz- oder Gefäßerkrankung einzuschätzen. Ich empfehle Ihnen, sich einer ersten IMD-Messung zu unterziehen und diese Untersuchung mindestens einmal im Jahr zu wiederholen, damit Sie die Fortschritte verfolgen können, die Sie aufgrund Ihres verbesserten Lebensstils verzeichnen werden. Bedenken Sie, dass das erste Anzeichen einer Gefäßerkrankung bei 50 Prozent der Menschen der plötzliche Herztod ist – warten Sie also nicht zu lange mit dieser Untersuchung.

Was Ihr IMD-Ergebnis zeigen wird

Bei einem gesunden Menschen mittleren Alters wird die Intima-Media-Messung eine Dicke von 0,6 bis 0,7 Millimetern ergeben. Die Dicke steigt mit dem Alter an und ist bei Männern in der Regel stärker als bei Frauen. Laut den in der medizinischen Literatur veröffentlichten Datenbanken ergeben Messungen von weniger als dem 25%-Perzentil, was Alter und Geschlecht anbelangt, ein geringes Risiko, ein 25%- bis 75%-Perzentil gilt

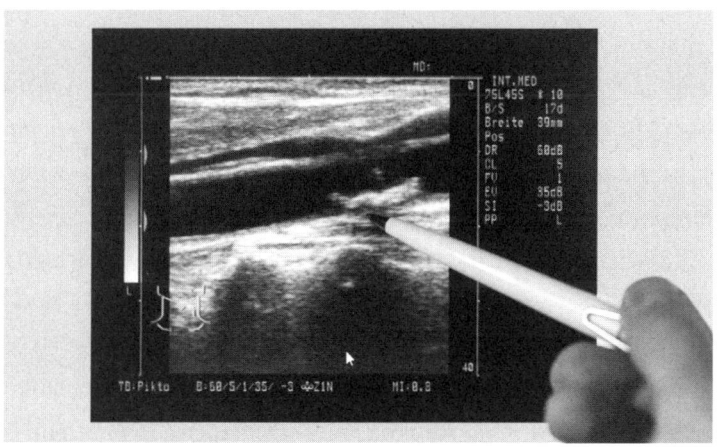

Abbildung 6: Beispiel eines IMD-Ultraschallbilds

als durchschnittliche Dicke, während alle, die für ihr Alter mehr als ein 75%-Perzentil aufweisen, die dicksten Arterien und ein sehr hohes kardiovaskuläres Risiko haben. Viele meiner noch völlig beschwerdefreien Patienten haben ein IMD-Ergebnis, das beim ersten Scan deutlich über dem 75%-Perzentil liegt.

Mithilfe zahlreicher Studien wurde bestätigt, dass die IMD-Messung Hinweise auf eine stumme Atherosklerose liefert. Die Arteriendicke steht mit den bekannten Risikofaktoren einer Atherosklerose in Verbindung, wie beispielsweise dem Rauchen und Diabetes. In mehreren Studien wurde der Zusammenhang zwischen IMD-Messungen und zukünftigen Risikoereignissen, wie Herzinfarkte, Schlaganfälle und sogar Todesfälle untersucht. Eine systematische Prüfung von acht großen Bevölkerungsstudien hat im Jahr 2007 beispielsweise ergeben, dass die IMD-Messung zukünftige kardiovaskuläre Ereignisse voraussagen kann. Mehr als 37 000 Versuchsteilnehmer wurden über fünf Jahre hinweg beobachtet. Mit jeder bei der mithilfe der IMD-Messung ermittelten Zunahme der Gefäßdicke um 0,1 Mikrometer erhöhte sich das Herzinfarktrisiko um 10 bis 15 Prozent und das Schlaganfallrisiko um 13 bis 18 Prozent.

Eine als Rotterdam-Studie bezeichnete Untersuchung war eine monozentrische Folgestudie mit fast 8000 Teilnehmern, die alle über 55 Jahre alt waren. Das Schlaganfallrisiko erhöhte sich sukzessive mit steigendem IMD-Ergebnis. Auch das Herzinfarktrisiko nahm in ähnlich linearer Weise zu. Die IMD-Messung ermöglichte die Vorhersage, dass einige Personen ein um das Anderthalbfache höheres Herzinfarktrisiko hatten als die übrigen Teilnehmer.

Das American College of Cardiology und die American Heart Association sahen für ihre Richtlinien ausreichend Vorteile für den Einsatz der IMD-Messung, um deren Anwendung für die Einschätzung des kardiovaskulären Risikos zu empfehlen. Diese Untersuchung wurde – ebenso wie das koronare Kalzium-CT-Scanning der Herzkranzgefäße – mit dem Indikationsschlüssel IIa versehen.

Was führt zum Anstieg der IMD-Werte? Eine Reihe von Studien hat einen Zusammenhang zwischen der Dicke der Intima-Media und dem Alter hergestellt. Doch auch andere Marker, die in der Vorsorge tätige Ärzte messen, stehen mit der Dicke der Intima-Media in Verbindung. So besteht zum Beispiel ein Zusammenhang zwischen einem Entzündungsmarker namens C-Reaktives Protein (beziehungsweise CRP) und der Dicke der Halsschlagader. Hier sind die Diagnose und die Kontrolle der Entzündungsprozesse von entscheidender Bedeutung, wie ich in Kapitel 6 erläutern werde. Das Plasmaeiweiß Fibrinogen ist sowohl ein Marker für Entzündungen als auch für die Blutgerinnung und kann problemlos analysiert werden; darüber hinaus besteht ein Zusammenhang zwischen erhöhten Fibrinogenspiegeln und gestiegenen IMD-Messungen.

Und was erreicht man durch die Verlangsamung der IMD-Zunahme? Weiter unten werde ich darauf ausführlich eingehen, doch hier sei bereits Folgendes erwähnt: Studien haben ergeben, dass Behandlungsmaßnahmen das Fortschreiten der Gefäßverdickung verlangsamen oder sogar rückgängig machen können, wie mit wiederholten IMD-Messungen nachgewiesen werden kann. Es hat sich gezeigt, dass cholesterinsenkende Medikamente, wie zum Beispiel Statine oder

Niacin, das Fortschreiten der Gefäßverdickung verlangsamen können. In einer kürzlich im *New England Journal of Medicine* veröffentlichten Studie, bei der Patienten über zwanzig Jahre hinweg beobachtet wurden, wurde festgestellt, dass cholesterinsenkende Arzneimittel die Intima-Media-Dicke der Halsschlagader verringern. Die Behandlung bestand aus einer Kombination aus Statinen, Niacin und einem Wirkstoff namens Colestipol.

Am besten lässt sich der Einsatz der IMD-Messung mit einer Feststellung des American College of Cardiology aus dem Jahr 2011 zusammenfassen: »Die Messung der Intima-Media-Dicke der Halsschlagader empfiehlt sich zur kardiovaskulären Risikoeinschätzung bei asymptomatischen Erwachsenen mit mittlerem Risikoprofil.«

Schützen Sie Ihr Herz

- ♥ Die Verdickung der Wände der zum Gehirn führenden Blutgefäße ist ein Marker für stumme Gefäßschädigungen.
- ♥ Mit einer einfachen Ultraschalluntersuchung namens Intima-Media-Dicke-Messung kann diese Verdickung analysiert werden.
- ♥ Je dicker die Gefäßwände sind, desto fortgeschrittener ist die Erkrankung und umso höher das Risiko.
- ♥ Die IMD-Ultraschalluntersuchung kann wiederholt werden, um zu erkennen, ob sich der Zustand der Blutgefäße dank der Therapie verbessert.

Erste Schritte

Bemühen Sie sich, in Ihrer Region eine gute Klinik oder Praxis zu finden, die IMD-Messungen durchführt. Die Mühe lohnt sich, weil dieser Test im Laufe der Jahre Einblick in die Gesundheit Ihrer Arterien geben und Feedback über den Erfolg Ihres Herzinfarkt- und Schlaganfallvorsorgeprogramms liefern kann.

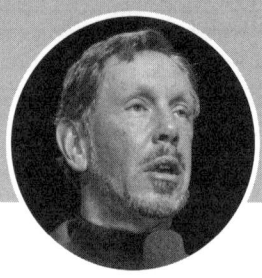

Wenn man Innovationen anstößt, muss man damit rechnen, von allen Leuten zu hören, man sei verrückt.

Larry Ellison, CEO, Oracle Corporation

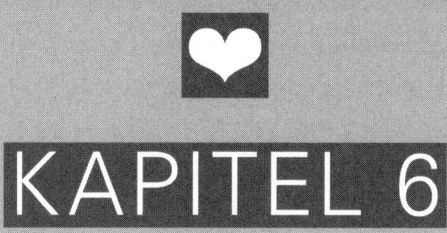

KAPITEL 6

Lebensrettende Laboruntersuchungen

Hier kann ich Ihnen mehr als nur ein einzelnes Fallbeispiel nennen. Wenn ich von der Bedeutung moderner Laboruntersuchungen spreche, kann ich von Hunderten Patienten berichten, die alle mit der gleichen Feststellung zu mir gekommen sind: »Mein Hausarzt hat mir gesagt, dass mein Herzinfarkt (oder mein Schlaganfall, meine Stent- oder Bypass-Operation, mein Bein-Bypass) völlig unerklärlich ist und ich ein Sonderfall der Medizin bin; niemand wird wirklich schlau aus mir.« Aber das stimmt einfach nicht, so leid es mir tut. Niemand macht grundlos diese lebensbedrohlichen Situationen durch, und Labortests liefern in der Regel die Erklärung, wieso es dazu gekommen ist. Es kann sich um ein noch nicht identifiziertes Lifestyle-Problem handeln, wie zum Beispiel heimliches Rauchen oder der Konsum illegaler Drogen wie Kokain, doch in den meisten Fällen handelt es sich um eine bislang nicht getestete biochemische oder genetische Anomalie.

Wir haben noch einen weiten Weg vor uns, bis wir Herzerkrankungen wirklich erforscht haben, doch inzwischen wurden mehr als 300 Faktoren mit Herzinfarkten und Schlaganfällen in Verbindung gebracht, von denen viele in modernen Kliniken zur Vorbeugung von Herzinfarkten getestet werden können.

Liegt die Ursache im Homocysteinspiegel und in der Methylentetrahydrofolat-Reduktase (MTHFR)? Im Lipoprotein-(a)-Spiegel, in den Eisen- oder Entzündungswerten oder einer Insulinresistenz? Oder vielleicht in einem erhöhten Trimethylamin-N-Oxid-Spiegel (TMAO)? Die Liste ist lang und wird immer länger.

Doch wir dürfen uns keine Illusionen machen: Lebensgewohnheiten wie zum Beispiel das Rauchen, der Verzehr von verarbeiteten Nahrungsmitteln, Gewichtszunahme, Bewegungsmangel, übermäßige und unbewältigte Stressbelastung sowie schlechte Schlafgewohnheiten mit Apnoe (häufig von Schnarchen begleitet) sind die Hauptursachen. Aber würden Sie nicht Bescheid wissen wollen, wenn bei Ihnen einer der zum Herzinfarkt oder Schlaganfall führenden Faktoren vorläge und er mit einem einfachen Blut- oder Speicheltest nachgewiesen werden könnte? Wenn Sie einen Herzinfarkt vermeiden und

Ihre Karriere und Ihren Ruhestand bei guter Herzgesundheit erleben wollen, sind Standardlabortests für Sie nicht das Richtige. Sie benötigen die modernsten Tests, die manchmal sogar von der Krankenkasse übernommen werden.

Die neuen Cholesterinempfehlungen

Wahrscheinlich wurde Ihnen mitgeteilt, dass Sie Ihr Gesamtcholesterin unter 200 mg/dl und Ihr LDL-Cholesterin unter 100 mg/dl halten sollten. Die Messmethoden des Gesamtcholesterins und des LDL-Cholesterins haben sich in den vergangenen Jahrzehnten nicht verändert, und das LDL-Cholesterin wird gewöhnlich nicht direkt gemessen, sondern lediglich durch Berechnungen geschätzt. Doch die Verlässlichkeit dieses berechneten LDL-Werts für die Risikoeinschätzung oder Therapie ist stark begrenzt. Zwei Patienten können einen identischen LDL-Cholesterinwert aufweisen und dennoch sehr unterschiedliche Risiken für eine Herzerkrankung haben. Einer dieser Patienten ist möglicherweise übergewichtig, verzehrt viele verarbeitete Nahrungsmittel, die reich an tierischen Fetten und Zucker sind, bewegt sich wenig und schläft schlecht. Der andere ist vielleicht schlank, geht viermal in der Woche ins Fitnessstudio, verzehrt an den meisten Tagen fünf bis zehn Portionen Bioobst und -gemüse und schläft pro Nacht sieben Stunden lang tief und fest. Ungeachtet ihrer gleichen LDL-Werte hat die Person mit den schlechten Lebensgewohnheiten ein deutlich höheres Infarktrisiko.

Bei einer modernen Laboruntersuchung mit dem Namen NMR-(nuclear magnetic resonance)-Lipoproteinanalyse könnte der erste Patient eine LDL-Partikelzahl von 2150 haben, während die Zahl des zweiten Patienten 980 betragen könnte. Die ideale LDL-Partikelzahl liegt bei 1000 oder darunter, und Zahlen darüber sind ein Vorhersagefaktor für Atherosklerose und Ereignisse wie Herzinfarkte und Schlaganfälle – und damit ist die Zahl 980 selbstverständlich deutlich besser als 2150. Bei einer im *Journal of Clinical Lipidology* veröffentlichten Studie wurden die abweichenden Ergebnisse des LDL-Wertes und der LDL-Partikelzahlen untersucht, und es wurde festgestellt, dass diese Diskrepanz häufig bei übergewichtigen prädiabetischen oder diabetischen Patienten zu finden ist. Damit es zu keinem Missverständnis kommt: Erhöhtes LDL-Cholesterin jeder Art vergrößert das Risiko für verstopfte Arterien, doch die modernen Cholesterinlabortests tragen dazu bei, genau zu definieren, wie hoch das Risiko tatsächlich ist.

Eine weitere moderne Messung erfasst die Größe der LDL-Partikel. Große LDL-Partikel richten in den Arterien möglicherweise weniger Schaden an als kleine, dichte LDL-Partikel, deshalb bereitet es mir stets Sorgen, wenn die Zahl kleiner LDL-Partikel hoch ist. Und das LDL-Cholesterin könnte Ihre Blutgefäße besonders stark schädigen, wenn es oxidiert ist und das »Rosten« verursacht, das ich auf Seite 39 f. beschrieben habe. Die Menge des oxidierten LDL-Cholesterins kann gemessen werden, und man kann Maßnahmen zur Verringerung der Oxidation durch Veränderung des Lebensstils ergreifen. Ein erhöhter Verzehr von Nahrungsmitteln, die reich an Omega-3-Fettsäuren sind, wie zum Beispiel Gemüse, Walnüsse und geschroteter Leinsamen, können die Menge des oxidierten LDL-Cholesterins häufig verringern.

Das C-reaktive Protein

Eine Entzündung zerfrisst die Blutgefäße langsam, und das C-reaktive Protein ist der älteste in der Medizin verwendete Entzündungsmarker. Im Verlauf der vergangenen Jahrzehnte wurde ein genauerer Test für die Diagnose einer Entzündung der Blutgefäße entwickelt, high-sensitivity C-reaktives Protein (hs-CRP) genannt. Ist Ihr hs-CRP-Wert normal (gewöhnlich unter 1,0 mg/dl), sind Ihre Arterien wohl nicht entzündet. Ist Ihr hs-CRP-Wert jedoch erhöht (und liegt zwischen 1 mg/dl bis hin zu 20 mg/dl), dann ist mit Ihrer Ernährung, Ihrem Lebensstil oder anderen Faktoren etwas nicht in Ordnung, und es müssen Anstrengungen unternommen werden, um die Probleme zu identifizieren und zu beheben.

Ich verordne meinen Patienten diese Untersuchung mindestens einmal im Jahr. Sind die Ergebnisse abnorm, spreche ich mit dem Patienten über seine möglicherweise falsche Ernährung oder seinen Bewegungsmangel und suche nach unerwarteten Entzündungsstellen, wie zum Beispiel dem Zahnfleisch. Ich frage nach Zahn-, Prostata-, Haut-, Harnwegs- und Darminfektionen, die die eigentliche Ursache sein können. Es gibt weitere Entzündungstests, die ich durchführe, wie zum Beispiel der MPO-Test (Myeloperoxidase-Test), die Bestimmung der Lp-PLA2 (Lipoprotein-assoziierte Phospholipase A2) sowie die Messung der Pulswellengeschwindigkeit. Diese können bei der weiteren Suche nach Entzündungsherden hilfreich sein.

Der Homocysteinspiegel und der Status der Methylentetrahydrofolat-Reduktase (MTHFR)

Vor etwa vierzig Jahren beobachtete ein aufmerksamer Arzt frühe Gefäßschädigungen bei Kleinkindern, die erhöhte Werte einer natürlich vorkommenden Aminosäure namens Homocystein aufwiesen. Forschungen, die erst im Jahr 2002 durchgeführt wurden, haben eine sehr komplexe Reihe von chemischen Reaktionen im Körper identifiziert, die mit dem Aminosäurenstoffwechsel zusammenhängen, mit einem Prozess, der Methylierung genannt wird. Erhöhte Homocysteinspiegel bei Erwachsenen wurden auch mit einem erhöhten Risiko für Gefäßschädigungen in Verbindung gebracht, die zu Herzinfarkten und Schlaganfällen führen.

Die Messung des Homocysteinspiegels im Blut gibt den Status des Methylierungsprozesses im Körper an und bringt darüber hinaus einen hohen Fleischverzehr zum Vorschein. Patienten mit einem hohen Homocysteinspiegel können mit Vitamin-B-Komplexen behandelt werden, was eine ziemlich einfache Lösung ist. Außerdem wird diesen Patienten geraten, Fleisch von ihrem Speiseplan zu streichen. Ein sicherer Homocysteinwert liegt unter 10 µmol/l, ein noch besserer Wert liegt unter 8 µmol/l. Ich mache mir immer große Sorgen, wenn die Werte mehr als 15 oder sogar 20 µmol/l betragen.

Falls Ihre Homocysteinwerte abnorm sind, kann die genetische Ursache analysiert werden, ob also Ihre Eltern Ihnen normale oder abnorme MTHFR-Gene vererbt haben. Vielleicht haben Sie zwei normale Gene oder ein normales und ein abnormes Gen oder aber zwei abnorme Gene. (Zehn Prozent der amerikanischen Bevölkerung haben zwei abnorme MTFHR-677-Gene, die den Homocysteinspiegel ansteigen lassen.) Sollten Ihre Gene abnorm sein, können Sie den Stoffwechsel von Homocystein auf normale Werte zurückführen, indem Sie viele folsäurehaltige Nahrungsmittel zu sich nehmen und spezielle Vitamin-B-Komplexe, die methyliert wurden, um die genetische Abweichung, mit der Sie geboren wurden, zu überwinden.

Lipoprotein (a)

Lipoprotein (a), auch als Fett-Transportprotein oder Lp (a) bekannt, ist eine vererbte Form des LDL-Cholesterins, das an ein bestimmtes Protein gebunden ist. Viele Forschungsergebnisse haben einen Zusammenhang zwischen hohen Lp-(a)-Spiegeln im Blut und frühen kardiovaskulären Erkrankungen hergestellt, wie zum Beispiel eine Studie, bei der die Daten von nahezu 10 000 Personen analysiert wurden. Der Bluttest für die Lipoprotein-(a)-Messung steht überall zur Verfügung. Ich führe ihn bei meinen Patienten routinemäßig durch und beobachte die Werte sehr genau, insbesondere wenn die betreffende

Person einen abnormen Kalzium-Score oder IMD-Wert hat. Selbstverständlich mache ich mir um jeden jungen Patienten mit Anzeichen einer Herzerkrankung Sorgen.

Dieser Test zog großes Medieninteresse auf sich, nachdem der Fitnesstrainer Bob Harper im Februar 2017 in einem Studio einen Herzinfarkt mit Herzstillstand erlitt. Genau wie John Warner, der Kardiologe, den ich in der Einleitung erwähnt habe, hatte er großes Glück, weil er wiederbelebt wurde und sich nach einer Stent-OP wieder erholte. Nach diesem Herzinfarkt im Alter von 51 Jahren verkündete er der Welt, dass er einen hohen Lipoprotein-(a)-Spiegel vererbt bekommen habe, was er aber erst nach seiner Nahtoderfahrung herausgefunden habe. Hohe Lipoprotein-(a)-Spiegel können mit Niacin, Hormonersatzstoffen, Lysin, L-Carnitin, Vitamin C und anderen Vitaminen behandelt werden. Allerdings wurde bisher mit keiner großen Studie nachgewiesen, dass die Senkung des Lipoprotein-(a)-Spiegels Leben rettet. Eine Umstellung der Ernährung, körperliche Bewegung und die Einnahme von Statinen können den Spiegel in der Regel nicht senken. Neuerdings stehen injizierbare cholesterinsenkende Mittel, PCSK9-Inhibitoren genannt, zur Verfügung, die den Lipoprotein-(a)-Spiegel senken.

In den meisten Laboren gilt ein Lipoprotein-(a)-Wert von unter 30 mg/l als normal. Aber ich habe Werte von bis zu 400 ml/l und mehr gesehen, und die Arterien dieser Patienten altern rasch. Falls Ihr Wert hoch sein sollte, betrachten Sie dies als Gelegenheit, Veränderungen in Ihrem Lebensstil vorzunehmen, um die Zahl der LDL-Cholesterinpartikel auf ein akzeptables Niveau zu bringen, während Sie den Lipoprotein-(a)-Spiegel mithilfe von Vitaminen senken.

Diabetestest

Die Diagnose Diabetes ist immer schrecklich, weil diese Krankheit den Menschen Dutzende Lebensjahre kosten und das Risiko für einen Herzinfarkt, Sehverlust, Nierenschäden und Nervenschädigungen erhöhen kann. In jedem normalen Labor kann der Nüchtern-Blutzucker bestimmt werden. Ärzte sind häufig unbesorgt, solange Ihr Blutzucker nicht über den Wert von 120 mg/dl ansteigt, doch Studien haben ergeben, dass ein Nüchtern-Blutzucker von weniger als 85 mg/dl optimal ist. Jeder Anstieg über 85 mg/dl erhöht das Risiko für Gefäßalterung und -schädigung beträchtlich. Der Blutzucker ist nur die eine Seite, weil er durch Insulin reguliert wird. Ist Ihr Insulinspiegel zu hoch, leistet Ihre Bauchspeicheldrüse Mehrarbeit, um den richtigen Blutzuckerspiegel aufrechtzuerhalten, und Ihre Gefäße sind gefährdet. Sind hingegen sowohl der Nüchtern-Blutzucker als auch der Nüchtern-Insulinspiegel normal, dann ist es wahrscheinlich auch der Zuckerstoffwechsel.

In diesem Fall verordne ich dennoch einen Hämoglobin-A1c-Test, weil dieser den durchschnittlichen Blutzuckerspiegel der vergangenen drei Monate angibt, nicht nur den Wert zum Zeitpunkt des Tests. Besteht die Möglichkeit einer Insulinresistenz (der Unfähigkeit des Gewebes, normal auf Insulin zu reagieren und dafür zu sorgen, dass die Zellen Glukose aufnehmen können), verordne ich eventuell einen zweistündigen Glukosetoleranz-Test. Dabei folgen auf die Einnahme einer zuckerhaltigen Flüssigkeit Messungen der Glukose- und Insulinwerte, um die Reaktion der Bauchspeicheldrüse, der Leber und der Muskelzellen zu analysieren.

Vitamin D

Das Interesse am Zusammenhang zwischen Vitamin D und gesunden Arterien wächst stetig. Ein niedriger Vitamin-D-Spiegel wurde mit hohem Blutdruck, Gefäßschädigungen, Herzinsuffizienz, Nachlassen der Gehirnleistung und anderen gravierenden Problemen in Verbindung gebracht.

Normalerweise wird Vitamin D durch die Sonneneinstrahlung auf die Haut und in geringerem Maße durch einige Nahrungsmittel, wie zum Beispiel Pilze, gebildet. Doch selbst in sonnigen Regionen gibt es Mangelerscheinungen. Afroamerikaner sind aufgrund ihrer dunkleren Hautfarbe, die die Vitaminproduktion durch Sonneneinstrahlung auf die Haut blockiert, besonders anfällig für Vitamin-D-Mangel. Neueste Forschungsergebnisse belegen, dass Vitamin D den Blutgefäßen hilft, mehr Stickoxid zu produzieren, das von der Haut und den Arterien gebildet wird und zur Gesundheit der Blutgefäße beiträgt. Bitten Sie Ihren Hausarzt, Ihren Vitamin-D-Spiegel zu testen. Dieser sollte über 30 ng/ml liegen, im Idealfall bei 50 bis 80 ng/ml.

Harnsäurespiegel und GGT

Diese beiden einfachen und bewährten Blutuntersuchungen werden inzwischen wieder genutzt, weil sie einen einzigartigen Einblick in die Gesundheit des kardiovaskulären Systems ermöglichen. Harnsäure wird von Energieüberträgern in den Zellen, wie zum Beispiel ATP, gebildet, und ein erhöhter Spiegel steht mit kardiovaskulären Schädigungen in Verbindung. GGT, beziehungsweise GGTP, ist ein Leberenzym, das eine insgesamt schlechte Funktion der Zellmembranen in der Leber anzeigen kann. Der GGT-Spiegel gibt einen Hinweis auf die Gesamtgesundheit Ihres Stoffwechsels und die Produktion eines Antioxidans namens Glutathion.

Der normale Harnsäurespiegel liegt bei 4 bis 8 mg/dl, und Spiegel von über 10 mg/dl geben Anlass zur Besorgnis. Normale GGT-Spiegel liegen unter 50 IU/l, und Spiegel von über 100 IU/l lassen eine allgemeine Dysfunktion der Zellmembranen befürchten.

Schilddrüsenhormone

Sind die Spiegel der Schilddrüsenhormone entweder zu niedrig oder zu hoch, können die Herzkranzgefäße darunter leiden. Viele Umweltgifte beeinträchtigen die Schilddrüse, insbesondere die hormonaktiven Stoffe. Diese Stoffe, wie zum Beispiel Bisphenol A beziehungsweise BPA, findet man in Plastikflaschen und Konservendosen sowie auf den Thermoquittungen von Geschäften und in Fast-Food-Verpackungen.

Bei einer modernen Schilddrüsenuntersuchung werden die Werte der TSH, der freien T4, freien T3 und TPO-Antikörper ermittelt. Der ideale TSH-Spiegel zur Vermeidung von subklinischer Hypothyreose (Schilddrüsenunterfunktion) liegt bei unter 2,5 mIU/l. Die normale Bandbreite der anderen Tests variiert von Labor zu Labor.

Geschlechtshormone

Ein niedriger Geschlechtshormonspiegel, insbesondere in jungen Jahren, erhöht das Risiko einer Erkrankung der Herzkranzgefäße. Männer sollten darauf achten, dass bei einem Testosteronlabortest das gesamte bioaktive und freie Testosteron gemessen wird, aber auch die DHEA- und Östradiolspiegel bestimmt werden. Frauen sollten neben dem Test ihres Progesteronspiegels ähnliche Untersuchungen vornehmen lassen.

Das ApoE-Gen

Das ApoE-Gen (Apolipoprotein E) produziert ein Molekül, das am Cholesterintransport, insbesondere im Gehirn, beteiligt ist. Jeder Mensch bekommt eine Kopie eines ApoE-Gens von seiner Mutter und eine vom Vater vererbt. Es gibt drei Typen dieses Gens – E2, E3 und E4 –, und ein moderner Bluttest kann analysieren, welche dieser beiden Typen Sie vererbt bekommen haben. Die Anwesenheit eines ApoE4/4-Gens (ein E4-Gen von beiden Eltern) lässt auf ein deutlich erhöhtes Risiko für eine Herz- und Alzheimererkrankung schließen.

Falls Sie erfahren sollten, dass Sie zwei ApoE4-Gene besitzen, können Sie als Gegenmaßnahme umfassende Veränderungen in Ihrer Lebensweise vornehmen und zum Beispiel für einen höheren Verzehr von pflanzlichen Nahrungsmitteln sorgen (insbesondere von Gewürzen wie Kurkuma), den Konsum von gesättigten tierischen Fetten einschränken, mehr Sport treiben und auf ein verbessertes Schlafmanagement sowie die Gewichtskontrolle achten.

Schützen Sie Ihr Herz

- Moderne Cholesterinprofile liefern deutlich mehr Informationen über Ihr Risiko als Standarduntersuchungen.
- Blutgefäße können auch durch andere Anomalien geschädigt werden, wie zum Beispiel durch das Lipoprotein (a).
- Genetische Marker wie MTHFR und ApoE können analysiert werden.
- Sie sollten Ihre Entzündungswerte, wie zum Beispiel den hs-CRP-Wert, kennen.

Erste Schritte

Labortests sind ein wesentlicher Bestandteil Ihrer Vorsorgemaßnahmen. Achten Sie darauf, dass Sie einen Arzt finden, der moderne Labortests anbietet und Ihnen die Ergebnisse verständlich erklären kann. Jede zusätzliche Information trägt zur genauen Bestimmung Ihres Risikos bei.

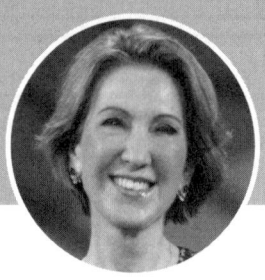

*Wenn man ein wirklich großes Unternehmen aufbauen
will, worin ja die Aufgabe eines CEO besteht,
muss man sich manchmal über herkömmliche
Meinungen hinwegsetzen.*

Carly Fiorina, ehemalige CEO von Hewlett-Packard

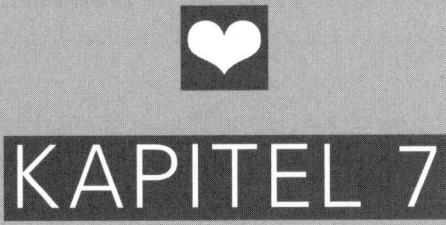

KAPITEL 7

Die wahren
Krankheitsursachen

Ich hatte wirklich Mitleid mit Sandy, als sie langsam in mein Besprechungszimmer getrottet kam. Weil sie gelesen hatte, dass ich einen ganzheitlichen Ansatz verfolge, hatte sie mich wegen ihres Blutdrucks aufgesucht, den sie im vorangegangenen Jahr nur schwer hatte unter Kontrolle bringen können. Ich war erstaunt über die Liste der zwölf Medikamente, die sie regelmäßig einnahm, obwohl bei ihr keine Herzkrankheit diagnostiziert worden war. Und ebenso beeindruckt war ich von der langen Liste der sie behandelnden Fachärzte: ein Rheumatologe wegen ihrer Gelenkschmerzen, ein Neurologe wegen der kribbelnden Beinschmerzen, ein Endokrinologe wegen ihres Blutzuckers, ein Gastroenterologe wegen ihres Refluxes und so weiter.

Eine eingehende Befragung ergab, dass Sandy den Posten der Vizepräsidentin für den Verkauf in ihrem familieneigenen Marketingbetrieb angetreten hatte, der gewachsen war und inzwischen zahlreiche Niederlassungen in verschiedenen US-Bundesstaaten unterhielt. Daher war sie mindestens zweimal in der Woche mit dem Flugzeug unterwegs. Sie war jetzt Ende fünfzig und erschöpft und suchte nach einer schnellen Lösung. Sie räumte ein, dass sie sich zwanzig Jahre älter fühlte, als sie tatsächlich war.

Ein Überblick über Sandys Lebensweise ergab, dass sie mindestens die Hälfte der Mahlzeiten im Vorübergehen einnahm, häufig auf Flughäfen oder in Hotellobbys. Im Durchschnitt schlief sie fünf Stunden pro Nacht, und ihr Sportprogramm hatte sich auf das Laufen auf dem Laufband zu Hause, und das auch nur am Wochenende, reduziert. Mehr denn je griff sie nach zuckerfreien Limonaden und aß zum Frühstück im Gehen häufig lediglich Proteinriegel. Im Verlauf des vergangenen Jahres hatte sie mehr als sechs Kilogramm zugenommen, und die drei von ihr eingenommenen Blutdrucksenker konnten ihren Blutdruck immer weniger unter Kontrolle halten.

Sandy warf einen Blick auf ihre Armbanduhr und fragte mich, ob ich ein besseres Medikament oder Ergänzungsmittel kennen würde, das sie neben ihrer aktuellen Pillenmischung einnehmen könnte, um ihren Blutdruck zu senken. Ich schaute ebenfalls auf meine Uhr und stellte fest, dass ich dreißig Minuten Zeit hatte, wenn ich auf einen Teil meiner Mittagspause verzichtete, und wir unterhielten uns eingehend. Ich erklärte ihr, dass Wörter wie Diabetes, Arthritis, Adipositas und Bluthochdruck Diagnosen sind, die sich für Entgeltschlüssel und Forschungsberichte eignen, aber nicht die eigentlichen Krankheitsursachen sind. Wir sprachen über die Tatsache, dass die meisten ihrer vielen Probleme und Medikamente auf ihren Lebensstil zurückzuführen waren. Schlechter Schlaf, eine falsche Ernährung, viel Stress ohne angemessene Bewältigungsstrategien, mangelnde Bewegung, die Chemikalien, die sie mit ihren Süßgetränken zu sich nahm und die sie zur Pflege ihres Körpers und ihrer Kleidung nutzte, sowie die Wahrscheinlichkeit, dass sie an Nahrungsmittelunverträglichkeiten litt ... Das alles waren die eigentlichen Ursachen ihrer Probleme.

Ich musste Sandy einige Nahrungsergänzungsmittel verordnen, um ihr bei ihrem Blutdruck zu helfen (Magnesium, ein Präbiotikum, Hibiskustee und Leinsamenpulver), und ich überwies sie an eine Ernährungsberaterin, die sich auf eine pflanzenbasierte Ernährung spezialisiert hatte, sowie an einen Trainer, der auch Lebensberatung anbot. Außerdem erklärte ich ihr, dass sie bald fast alle ihre Medikamente würde absetzen können, wenn sie an den eigentlichen Ursachen ihrer gesundheitlichen Probleme arbeiten würde, die sie auf einen gefährlichen Kollisionskurs mit einem Herzinfarkt, Schlaganfall, Demenz und Krebs führten.

Wo beginnt eine Herzerkrankung?

Wahrscheinlich kann Ihnen jeder Manager sagen, dass Herzinfarkte in der westlichen Welt die Haupttodesursache sind, aber lassen Sie uns genauer hinsehen. Was sind die eigentlichen Ursachen von Herzerkrankungen? In einem 1993 im *Journal of the American Medical Association* veröffentlichten bahnbrechenden Artikel wagten Forscher der Centers of Disease Control (CDC) in Atlanta, sich über die herkömmlichen Erkenntnisse hinwegzusetzen. Sie analysierten die Daten der etwa 2 148 000 Todesfälle in den Vereinigten Staaten im Jahr 1990, von denen rund 720 000 Herzerkrankungen zugeschrieben wurden. Die Forscher der CDC listeten die Lebensgewohnheiten auf, die zu diesen Sterbefällen beigetragen hatten, also die eigentlichen Krankheitsursachen, und stellten fest, dass das Rauchen, falsche Ernährung und Bewegungsmangel (in dieser Reihenfolge) die Hauptursachen für Erkrankungen und Todesfälle waren - alles Faktoren, die veränderbar sind. Die Daten wiesen darauf hin, dass weder eine neue Robotertechnologie noch eine Designerpille die Gesundheit jemals so stark verbessern werden wie Veränderungen der Lebensgewohnheiten.

Die Forscher stellten fest: »Die drei Haupttodesursachen - Tabak, falsche Ernährung und mangelnde körperliche Aktivität - liegen alle in Verhaltensmustern begründet. Die Motivation für Veränderungen der Lebensgewohnheiten erfolgt nicht allein durch Wissen, sondern auch durch ein unterstützendes soziales Umfeld und die Verfügbarkeit unterstützender Dienste.« Mein Kollege und Freund, der Medizinprofessor Dr. David Katz, Gründer und Leiter des Yale Prevention Medicine

Centers, erklärt in seinen Vorträgen, dass Sie Ihr Schicksal durch den Gebrauch Ihrer Füße, der Gabel und Finger (Rauchen) selbst bestimmen. Personen, die motiviert und entschlossen sind, ihre Karriere ohne Herzinfarkt zu überstehen, müssen sich der Macht dieser F-G-F-Formel bewusst sein.

Vielleicht denken Sie, dass die oben erwähnte Studie bereits im Jahr 1993 durchgeführt wurde und dass sich in unserem Leben angesichts der Tatsache, dass es damals keine iPads, kein Crowdfunding und keine Kryptowährungen gab, inzwischen so unglaublich viel verändert hat. Im Jahr 2004 analysierten die Wissenschaftler der Division of Adult and Community Health, einer Abteilung der CDC, die Daten der Todesfälle in den USA im Jahr 2000, um eine Aktualisierung der tatsächlichen Todesursachen zu liefern. Auch hier war bei mehr als zwei Millionen Todesfällen eine Herzerkrankung die maßgebliche Diagnose. Doch die Forscher fanden heraus, dass das Rauchen, gefolgt von falscher Ernährung und Bewegungsmangel tatsächlich die Hauptfaktoren waren, die von allen Ursachen am häufigsten zum Tod führten und damit für mehr als die Hälfte aller Todesfälle verantwortlich waren. Der nächste wichtige Lebensstilfaktor, der Alkoholmissbrauch, stand an vierter Stelle. Der einzige Unterschied der beiden Studien von 1993 und 2004 bestand darin, dass in dem dazwischenliegenden Jahrzehnt der Tabakkonsum leicht zurückgegangen war und die Kombination aus falscher Ernährung und Bewegungsmangel bis zum Jahr 2000 als die wahre Ursache der Todesfälle zugenommen hatte.

Im Jahr 2009 untersuchten Dr. Earl Ford, leitender Epidemiologe der CDC, zusammen mit seinem CDC-Team und deutschen Kollegen über einen Zeitraum von acht Jahren hinweg fast 30 000 Bewohner Potsdams. Beachtet wurden möglicherweise die Karriere beendende Diagnosen, wie zum Beispiel Herzinfarkte, Diabetes, Schlaganfälle und Krebs. Sie machten vier Faktoren aus, die eine starke Aussagekraft dafür haben, wodurch diese schweren Erkrankungen vermieden werden können: Verzicht auf das Rauchen, die Beibehaltung eines optimalen Körpergewichts, regelmäßige körperliche Aktivität (im Durchschnitt dreißig Minuten täglich) und eine Ernährung, die reich an Obst, Gemüse und Vollkorngetreide ist, aber wenig Fleisch enthält. Von allen Studienteilnehmern hielten neun Prozent diese vier Gesundheitsmaßnahmen ein. Diese neun Prozent hatten ein deutlich geringeres Risiko, eine chronische Krankheit zu entwickeln. Wie hoch war das Risiko? Die Gefahr für Diabetes lag um 93 Prozent niedriger, die von einer Herzerkrankung um 81 Prozent, von einem Schlaganfall um 50 Prozent und von Krebs um 35 Prozent. Die Forscher schlussfolgerten, dass »die Einhaltung von vier einfachen gesunden Lebensstilfaktoren einen großen Einfluss auf die Verhinderung chronischer Erkrankungen haben könne«.

Die Ursachen, die wirklich eine Rolle spielen

Sie können sich problemlos entscheiden, auf das Rauchen zu verzichten, regelmäßig Sport zu treiben und täglich hauptsächlich Obst, Hülsenfrüchte, Gemüse und Vollkornprodukte zu essen. Dies entspricht erneut der F-G-F-Formel. Aber wie ist es mit dem optimalen Körpergewicht? Das Gewicht ist nicht nur das Ergebnis von Verhaltensmustern, sondern eine Kombination von Kalorienzufuhr, Kalorienverbrauch, genetischer Veranlagung, kulturellen Einflüssen, der Gesundheit Ihrer Darmflora (das heißt der Mikroorganismen in Ihrem Darm), Stress und anderen Faktoren. Dennoch ist die Beibehaltung eines geringen Körpergewichts und einer schlanken Taille von großer Bedeutung.

Vielleicht ist es ein bisschen übertrieben, Ihnen ein weiteres Forschungsergebnis zu präsentieren, aber ich denke, dass Sie die F-G-F-Formel in einer Welt, die nach »Sitzen, Eisbecher und Zigarren!« schreit, gar nicht oft genug lesen können. Im Jahr 2012 untersuchte Dr. Earl Ford von den CDC auch die Todesfälle im Bezirk Alameda in Kalifornien und veröffentlichte die Daten der tatsächlichen Todesursachen in diesem Jahr. Mehr als 8000 Bewohner wurden erfasst sowie 745 Todesfälle in den darauffolgenden sechs Jahren. Zwar standen Herzerkrankungen an der Spitze der offiziellen Todesursachen, doch Ford fand heraus, dass auch hier das Rauchen, Bewegungsmangel und falsche Ernährung die tatsächlichen Ursachen der tödlichen Erkrankungen waren. Bewohner, die nicht rauchten, die im Durchschnitt dreißig Minuten täglich Sport trieben und sich von viel Obst, Gemüse und Vollkorngetreide ernährten, hatten ein um 82 Prozent geringeres Sterberisiko als diejenigen, die diese gesundheitlichen Maßnahmen nicht beachteten.

Die Botschaft der Studien von 1993 bis 2012 ist klar: Rauchen, eine Ernährung ohne ausreichend Obst, Gemüse und Vollkornprodukte sowie mangelnde körperliche Betätigung können zum Tod führen. Dem füge man die weiteren Faktoren

Übergewicht und schlechte Schlafgewohnheiten hinzu, und der Sturm ist losgetreten, der tödliche Herzinfarkte, Schlaganfälle, Diabetes und Krebs zur Folge hat.

Sie können es sich einfach nicht leisten, diese überaus wichtigen Informationen zu ignorieren. Es handelt sich nicht um den letzten Schrei, wie etwa ein neues Medikament, Stammzellen oder Knochenbrühe, die Ihnen die beste Möglichkeit bieten, sich Ihre Gesundheit zu erhalten. Die Lebensstilmedizin ist die wirksamste und bewährteste Methode, um den Sturz über die Kante des Wasserfalls in den Abgrund zu verhindern. Die medizinische Akutversorgung kann die Wunderwaffen der Medizin vielleicht erfolgreich anwenden, um Sie zu retten und wieder zusammenzuflicken ... Oder aber es misslingt ihr, und Sie werden zu einer statistischen Nummer.

Jede Mahlzeit zählt, jede Zigarette zählt, jede Minute Sport zählt. Warten Sie nicht auf den Ruhestand, um diese einfachen Gewohnheiten zu einem festen Bestandteil Ihres Alltagslebens zu machen – es könnte sein, dass Sie den Ruhestand nicht einmal erreichen, wenn Sie diese wirksamen Maßnahmen ignorieren! Machen Sie diese stattdessen zu einem Bestandteil der Kultur Ihres Unternehmens. Sorgen Sie dafür, dass Ihre Angestellten nicht rauchen; stellen Sie in der Kantine gesunde Mahlzeiten mit viel Vollwertkost, Obst, Gemüse, Hülsenfrüchten und Vollkornprodukten zur Verfügung; ersetzen Sie Junkfood-Automaten durch ein Angebot gesunder Produkte; stellen Sie Stehpulte auf, und organisieren Sie Arbeitsbesprechungen, die im Gehen stattfinden, sowie firmenfinanzierte Mitgliedschaften im Fitnessstudio. Fügen Sie dies den täglichen Arbeitsritualen hinzu. Um zu überleben!

Schützen Sie Ihr Herz

In der westlichen Welt ist nach Todesfällen eine Herzerkrankung die am häufigsten gestellte Diagnose – aber sie ist nicht die Haupttodesursache. Die wahren Ursachen für den Herztod sind:

- Rauchen,
- eine Ernährung ohne ausreichend Obst, Gemüse und Vollkornprodukte,
- unzureichende körperliche Aktivität und zu wenig Schlaf sowie
- Übergewicht und ein übermäßiger Bauchumfang.

Erste Schritte

Halten Sie nach verfügbaren Methoden zur Raucherentwöhnung Ausschau, seien es verschreibungspflichtige Medikamente, Nikotinpflaster, Nikotinkaugummis, E-Zigaretten, Hypnose, Akupunktur oder Gruppentherapie – und machen Sie diese wieder und wieder, bis es Ihnen gelingt, mit dem Rauchen aufzuhören. Nehmen Sie bei jeder Mahlzeit neben Vollkorngetreide auch Obst und Gemüse zu sich.

Kaufen Sie sich einen Schrittzähler, und beginnen Sie zu messen, wie viele Schritte Sie täglich machen. Setzen Sie sich, wenn möglich, das Ziel von bis zu 10 000 Schritten. Mit der F-G-F-Formel können Sie Ihr Leben retten.

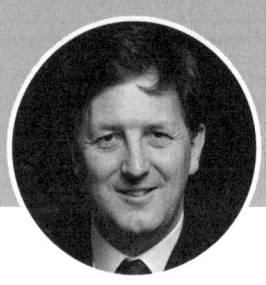

Das Wesentliche eines guten Stressmanagements ist,
diszipliniert im Umgang mit der Zeit und der
Produktivität zu bleiben.

John Benson, CEO, eFinancial Careers

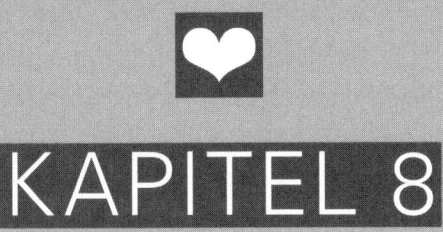

KAPITEL 8

Wenn Sie den Stress nicht bewältigen, haben Sie verloren

Debbie war verängstigt, als ich sie in der Notaufnahme sah. Sie schwitzte und litt unter starkem Druck im Brustkorb. Sie war zweiundfünfzig Jahre alt und leitende Angestellte in einer Kommunikationsfirma. Von ihrem Zuhause war sie mit dem Rettungswagen eiligst ins Krankenhaus gebracht worden, nachdem die Symptome sich fünfundvierzig Minuten zuvor bemerkbar gemacht hatten. Debbie hatte keine Vorgeschichte einer Herzerkrankung. Schluchzend erklärte sie, dass sie wenige Stunden, bevor die Symptome eingesetzt hatten, von der Beerdigung einer Jugendfreundin zurückgekehrt sei.

Ich schaute mir ihr EKG an, und es war klar, dass sie einen akuten schweren Herzinfarkt erlitten hatte. Schon nach wenigen Minuten waren wir im Herzkatheterlabor und begannen, ein Angiogramm zu erstellen. Nachdem ich vorsichtig Kontrastmittel in ihre drei Herzkranzgefäße gespritzt hatte, fand ich schnell heraus, dass sie nicht die üblichen Verschlüsse hatte, die man sonst bei fast allen Herzinfarkten zu sehen bekam. Als ich eine Aufnahme machte, um die Kraft ihres Herzes während der Katheteruntersuchung zu messen, und Kontrastfarbe in ihren linken Ventrikel spritzte, erkannte ich, dass sie einen großen Bereich mit geschwächtem Herzmuskel hatte, was Kennzeichen eines Herzinfarkts ist. Aber es gab keine Verschlüsse. Hier hatte ich das klassische Beispiel eines Phänomens vor mir, das als Gebrochenes-Herz-Syndrom bezeichnet wird. Es handelt sich um ein ernstes Ereignis, das einem Herzinfarkt sehr ähnlich ist, aber auf Stress und die damit verbundene Hormonausschüttung, nicht etwa auf Verschlüsse zurückzuführen ist. Das Herz kann sich davon rasch erholen, doch das Wiederholungsrisiko bleibt bestehen.

Zum Glück konnte Debbie nach zwei Tagen wieder nach Hause gehen, und eine Untersuchung der Kraft ihres Herzes zwei Wochen später ergab, dass die Pumpfunktion wieder im normalen Bereich lag. Ich forderte sie auf, sich nach Methoden zur Stressbewältigung umzusehen, und freute mich, bei folgenden Nachuntersuchungen zu erfahren, dass sie inzwischen regelmäßig zwanzig Minuten täglich meditierte und sieben bis acht Stunden pro Nacht schlief.

Stress: Der übersehene Faktor

Es steht außer Frage, dass sich Emotionen auf das Herz auswirken können. Warum rauchen wir? Warum vernachlässigen wir unser Training? Warum greifen wir nach Donuts und Fritten, obwohl wir wissen, dass sie den Weg für Krankheiten ebnen? Die Antwort lautet häufig: schlechtes Stressmanagement. Stress kann tödlich sein. Man schätzt, dass 75 Prozent der Arztbesuche auf Stress oder die Art und Weise, wie wir mit Stress umgehen, zurückzuführen sind. Aufgrund übervoller Terminkalender, ständiger Reisen und Fristen könnte dieser Prozentsatz bei Managern sogar noch höher sein.

Man kann Stress nicht immer vermeiden, aber man kann ihn mit bewährten Techniken bewältigen. So können zum Beispiel Entspannungsübungen und Atemtechniken für Vitalität und Wohlbefinden sorgen. Leider liegt der Fokus in der Schulmedizin häufig ausschließlich auf dem Körper, während Geist und Seele nur wenig Beachtung geschenkt wird. Doch zum Glück hat eine Trendwende eingesetzt, und inzwischen werden in Fitnesscentern und sogar in vielen Firmenfitnessstudios zunehmend Yoga-, Meditations- und Tai-Chi-Kurse angeboten.

Die Auswirkung von Stress auf die Herzgesundheit

Weshalb bin ich mir so sicher, dass Stress und Emotionen Ihrem Herz schaden und Sie sogar in Lebensgefahr bringen können? Stress wurde in den 1950er-Jahren von einem aus Ungarn stammenden Arzt namens Hans Selye, der in Montreal arbeitete, erstmals als medizinischer Zustand beschrieben. Er verfasste mehrere bahnbrechende Werke, wie zum Beispiel *Stress without Distress* und begründete das Canadian Institute of Stress. In den 1970er-Jahren führte der Kardiologe Meyer Friedman den Begriff der Typ-A-Persönlichkeit von chronisch ungeduldigen und gestressten Menschen ein. Seine Forschungen ergaben, dass Typ-A-Patienten ein erhöhtes Risiko für Herzerkrankungen und Herzinfarkte haben.

Diese Pioniere öffneten zwar Türen und sorgten für Aufgeschlossenheit in Bezug auf die Rolle, die Stress bei Herzerkrankungen spielt, doch erst in den vergangenen zwanzig Jahren haben Wissenschaftler ein neues Syndrom entdeckt, das die medizinische Fachwelt davon überzeugte, dass Stress – ein schwer zu messender Faktor – tatsächlich starke Auswirkungen hat. Meine Patientin Debby erlitt einen stressbedingten Herzinfarkt, auch Stress-Kardiomyopathie genannt. Beim ersten in Japan beschriebenen klassischen Fall ging es um eine Person, die eine schreckliche Nachricht erhalten hatte, was starke Emotionen auslöste. Zu den Auslösern, die ich erlebt habe, zählen der Tod eines geliebten Menschen, ein Autounfall oder ein Kind, das enthüllt, dass es ein Alkoholproblem hat. Während der starken Reaktion (die sich in Schluchzen und Schreien äußern kann) verspürt der Patient Druck auf der Brust, häufig von Atemnot und Schweißausbrüchen begleitet, genau wie bei einem typischen Herzinfarkt. Wird bei dieser Frau (ja, es kann auch einen Mann betreffen, aber das kommt deutlich seltener vor) in der Notaufnahme daraufhin ein Elektrokardiogramm (EKG) gemacht, dann ähneln die Ergebnisse jenen nach einem klassischen Herzinfarkt. Das Herz erleidet Schädigungen, die durch Aufnahmen und Labortests nachweisbar sind. Dann wird die Frau schnellstens für ein Angiogramm ins Herzkatheterlabor gebracht, doch in der Regel wird kein Verschluss entdeckt. Es ist weder eine Stent- noch eine Bypass-Operation notwendig, und die Schäden können gewöhnlich mithilfe von Medikamenten vollkommen behoben werden.

Doch bei Frauen mit dem Gebrochenen-Herz-Syndrom besteht die Gefahr, dass sie diese Symptome wieder entwickeln, wenn die Emotionen erneut aufflammen. Ich hatte Patientinnen mit diesem Syndrom, die eine zweite oder sogar dritte Episode dieser Art erlebten, nachdem sie sich durch einen Anruf wegen unbezahlter Rechnungen sehr aufgeregt hatten, nachdem sie sich mit Bankangestellten wegen Hypothekenzahlungen heftig gestritten hatten oder in intensive Familienstreitigkeiten verstrickt gewesen waren.

Strategien zur Stressbewältigung

Wenn Stress dem Herz derart zusetzen kann, braucht es nicht viel Fantasie, um zu dem Schluss zu gelangen, dass Strategien zur Verminderung oder Bewältigung von Stress gut für das Herz sind. Dies gilt sowohl für Männer als auch für Frauen, weil Männer ebenfalls am Gebrochenen-Herz-Syndrom und anderen negativen Erscheinungsformen von Stress leiden können. Das Gebrochene-Herz-Syndrom scheint das Ergebnis eines starken Adrenalinausstoßes zu sein, jenes Hormons, das von den Nebennierendrüsen ausgeschüttet und vom sympathischen Nervensystem (SNS) gesteuert wird. Strategien, die die Wirkung des SNS verringern und den Einfluss des ausgleichenden Systems des Körpers (parasympathisches Nervensystem, beziehungsweise PNS genannt) erhöhen, werden Ihnen helfen, den Stress zu bewältigen, sie werden Ihnen Vitalität verleihen und hoffentlich dazu beitragen, Ihre Karriere und Ihr Leben zu verlängern.

Yoga

Nehmen wir zum Beispiel Yoga – es kann sowohl von Männern als auch von Frauen genutzt werden, um Stress zu bewältigen und die Herzgesundheit zu fördern. Yoga wird häufig als Einheit von Körper und Geist definiert, von Bewegung und Atmung und letztlich als Einheit der Menschen miteinander. Yoga stammt ursprünglich aus Indien, hat sich aber inzwischen über die ganze westliche Welt ausgebreitet. In den meisten Städten wird Yoga in speziellen Yogastudios, Fitnesszentren und sogar in Institutionen wie zum Beispiel Kirchen angeboten. Auch im Internet oder auf DVDs findet man Trainingsmaterial.

In Nordamerika werden verschiedene Yogastile praktiziert, doch die gängigste Art ist das Hatha-Yoga, bei dem verschie-

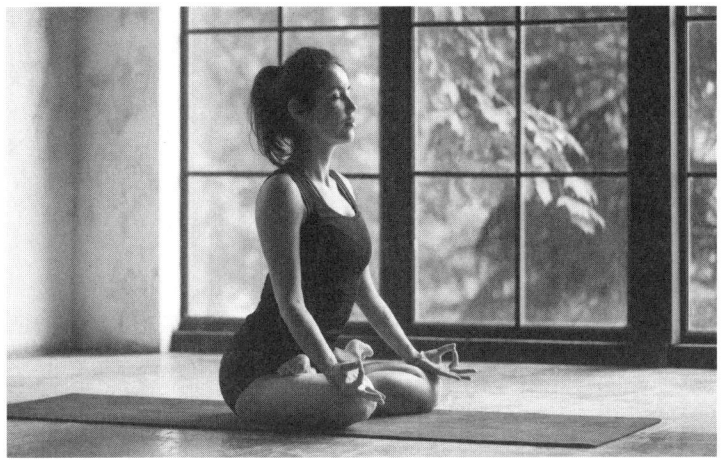

Abbildung 7: Hatha-Yoga kann zur Stressbewältigung genutzt werden.

dene, die Entspannung fördernde Haltungen und Atemtechniken gelehrt werden. Allerdings haben sich inzwischen viele Yoga-Formen herausgebildet, um den individuellen Bedürfnissen nachzukommen – von sanften bis anstrengenden Arten. Manche Kurse werden sogar im Sitzen abgehalten, sodass Herzpatienten und ältere oder schwerkranke Menschen zumindest an den Atemübungen teilnehmen können.

Regelmäßiges Praktizieren von Yoga kann zu messbaren Verbesserungen der Beweglichkeit, der Ausdauer, Muskelstärke und Gewichtskontrolle führen. Messungen des SNS und PNS belegen, dass das regelmäßige Praktizieren von Yoga den Einfluss des PNS erhöht und den des SNS verringert, was Verbesserungen eines Faktors der Herzfunktion, nämlich die Herzfrequenzvariabilität zur Folge hat. Verbesserungen dieser Funktion als Ergebnis von Yogaübungen könnten tatsächlich zu einem langen Leben beitragen.

Es hat sich gezeigt, dass Yoga die Insulinausschüttung der Bauchspeicheldrüse erhöht und zu einer Verbesserung der Blutzuckerkontrolle führt. Außerdem wurde nachgewiesen, dass regelmäßiges Praktizieren von Yoga den Cholesterin- und den Triglycerid-Spiegel senkt. Yoga kann zwar den Blutdruck senken, doch in einer Erklärung der American Heart Association von 2013 hieß es, es lägen nicht genügend Studien vor, um das Gremium in die Lage zu versetzen, Yoga als Methode zur Blutdrucksenkung zu empfehlen. Das Gremium wies jedoch darauf hin, dass das Praktizieren von Yoga – abgesehen von der Gefahr von Verletzungen des Bewegungsapparats – mit geringen Risiken verbunden ist.

Jüngste Forschungen auf dem Gebiet der Genexpression haben ergeben, dass das regelmäßige Praktizieren von Yoga die genetische Information in den weißen Blutkörperchen verändert und damit die Immunabwehr ankurbeln könnte. Es gab sogar Forschungsergebnisse, die den Schluss zulassen, dass das Blut von Menschen, die zur Stressreduktion Yoga praktizieren, bei Laboruntersuchungen eine höhere Konzentration von Antioxidantien enthält als jenes von Menschen, die sich nicht mit Yoga befassen. Die Kombination aus kardiovaskulären Übungen, Dehnungen, Entspannungs- und Gleichgewichtsübungen sowie gewichtstragenden Haltungen können in Verbindung mit Atemtechniken die Herzfrequenzvariabilität verbessern und die Knochen stärken. Aufgrund dieser Vorzüge bin ich der Meinung, dass man täglich Yoga machen kann, wenn man Yoga als einzige Bewegungsart und Körper-Geist-Aktivität wählt. Ich praktiziere regelmäßig Yoga und nutze eine Übungsabfolge, die »die Fünf Tibeter« genannt wird.

Meditation

Meditation ist häufig Bestandteil einer Yogastunde, ist aber auch als Einzeltechnik für Patienten mit einer kardiovaskulären Erkrankung gründlich erforscht worden. Die Meditation gilt als Praxis beziehungsweise Übung zur Erweiterung des Bewusstseins. In Nordamerika werden gewöhnlich einige Methoden gelehrt, wobei die transzendentale Meditation (TM) die bekannteste ist, weil sie von den Beatles berühmt gemacht wurde. Auf Achtsamkeit basierende Stressreduktion, die von Dr. Jon Kabat-Zinn und anderen gelehrt wird, ist ein weiterer sehr populärer Meditationsstil. Die Kirtan-Kriya-Meditation nimmt täglich nur zwölf Minuten in Anspruch und ist eine Übung, die ich in meinen Tagesablauf einplane – häufig mache ich sie, während ich in der Sauna sitze. Ich nenne sie zum Spaß Sauna-tation.

Haben meditative Übungen nachweislich gesundheitliche Vorzüge? Die Meditation wirkt sich auf das Nervensystem aus, auch wenn die empfohlenen 20-Minuten-Übungen nicht ein- bis zweimal am Tag gemacht werden, und zwar mittels eines Mechanismus, der häufig als Neuroplastizität bezeichnet wird. Es wurde nachgewiesen, dass der Melatoninspiegel durch Meditation ansteigt, also die Menge jenes Hormons, das den Schlaf-Wach-Rhythmus steuert. Und das ist möglicherweise eine Erklärung dafür, weshalb Menschen, die regelmäßig meditieren, von einer verbesserten Schlafqualität berichten.

Atemübung

Eine von Dr. Andrew Weil entwickelte Atemtechnik, 4-7-8-Atmung genannt, ist vor Meetings oder in Vorstandssitzungen leicht anzuwenden und kann in weniger als neunzig Sekunden durchgeführt werden. Die Technik hilft, das autonome Nervensystem von der Vorherrschaft des Sympathikus zu befreien (der unser Herz angesichts einer stressreichen Situation rasen und unsere Handflächen schwitzen lässt) und das parasympathische Nervensystem in den Vordergrund zu rücken. Die 4-7-8-Atemtechnik wird in folgenden einfachen Schritten durchgeführt:

1. Setzen Sie sich aufrecht auf einen Stuhl.
2. Legen Sie die Zungenspitze hinter den Schneidezähnen an den Gaumen. Lassen Sie sie dort während der gesamten Atemübung.
3. Atmen Sie durch die Nase ein, und zählen Sie in Gedanken langsam bis 4.
4. Halten Sie die Luft an, während Sie bis 7 zählen.
5. Atmen Sie langsam mit einem leisen Geräusch durch den Mund aus, während Sie bis 8 zählen.
6. Wiederholen Sie das Ganze noch dreimal, führen es also insgesamt viermal durch.

Diese Atemübung kann leicht erlernt, leicht genutzt und anderen bei der Arbeit oder zu Hause leicht beigebracht werden. Ich setze sie regelmäßig vor öffentlichen Auftritten und sogar vor manchen Familientreffen ein. Sie wird höchstwahrscheinlich auch für Sie von Nutzen sein.

Die Verwendung von Adaptogenen gegen Stress

Es gibt zwei weitere Möglichkeiten der Stressbewältigung, die Sie während Ihres geschäftigen Arbeitstags einsetzen können. Wenn ich mit Patienten über Stress spreche, beginne ich mit der Beschreibung der Adaptogene, der biologisch aktiven Pflanzenstoffe, die für die Stabilisierung der Physiologie und zur Linderung von Angstgefühlen und für die Stresskontrolle nützlich zu sein scheinen. Das tue ich, weil so viele meiner Patienten bereits Arzneimittel einnehmen – in der Regel Benzodiazepine wie zum Beispiel Alprazalam und Lorazepam (Tavor) – und weil mein Ziel darin besteht, sie so schnell wie möglich von diesen verschreibungspflichtigen Medikamenten loszubekommen.

Ehrlich gesagt akzeptieren Patienten den Austausch eines Medikaments durch ein anderes leichter als irgendeine andere Technik. Ich hatte bei vielen Patienten Erfolg, die zweimal täglich 200 mg L-Theanin und 500 mg Ashwagandha in der Regel gleichzeitig einnahmen. Selbst ältere Patienten berichten, dass sie sich durch die Nutzung dieser Ergänzungsmittel weniger gestresst und funktionstüchtiger fühlen. Rhodiola rosea ist ein weiteres Adaptogen, das ich bevorzuge, weil es bei Herzpatienten erprobt wurde und deren Symptome nachweislich lindert. Ich empfehle eine Dosis von 100 mg pro Tag.

Biofeedback

Eine weitere Methode, die ich empfehle, ist ein Onlinepro-
gramm namens *HeartMath*. Es nutzt auf das Herz zentrierte
Atemübungen und positive Gefühle zur Wiederherstellung
des Gleichgewichts zwischen dem sympathischem und dem
parasympathischen Nervensystem. Um HeartMath nutzen zu
können, muss man sich einen Sensor (eine Art kleines Kabel)
kaufen, den man sich an ein Ohrläppchen klemmt und der mit
dem Smartphone, Tablet oder PC verbunden wird. Ich empfehle es, weil das Konzept einem Spiel ähnelt, weil es leicht zu
lernen ist und von veröffentlichten wissenschaftlichen Studien
gestützt wird, die berichten, dass das Programm zur Senkung
des Blutdrucks und des Cholesterinspiegels sowie zu verbesser-
ter Gedächtnisleistung und besseren schulischen Leistungen
führen kann.

Schützen Sie Ihr Herz

- ♥ Stress ist eine Reaktion auf Lebenssituationen, die
  den Blutdruck und die Hormonspiegel ansteigen las-
  sen.
- ♥ Das Gebrochene-Herz-Syndrom ist ein dramatisches
  Beispiel dafür, dass Stress das Herz schädigen kann.
- ♥ Die Stressbewältigung ist entscheidend, um sich
  Gewohnheiten anzueignen, die der Herzgesundheit
  dienlich sind.
- ♥ Yoga, Meditation, die 4-7-8-Atmung und HeartMath
  sind bewährte Methoden, die man nutzen sollte.

Erste Schritte

Stress ist ein Teil des Lebens, dem man nicht ausweichen kann, doch mit dem richtigen Plan können Sie ihn optimal bewältigen. Eine erholsame Nachtruhe, eine gesunde Ernährung und regelmäßige sportliche Betätigung sind ausgezeichnete Methoden, um die Wirkung von Stress zu verringern, deshalb sollten Sie auf diese gesunden Gewohnheiten nicht verzichten. Darüber hinaus sollten Sie mindestens eine Atemtechnik erlernen, meditieren, HeartMath nutzen, Yoga praktizieren oder die 4-7-8-Atemübung durchführen, die Ihnen helfen werden, den Stress unter Kontrolle zu halten. Eine andere Option ist die Einnahme von Kräuterpräparaten.

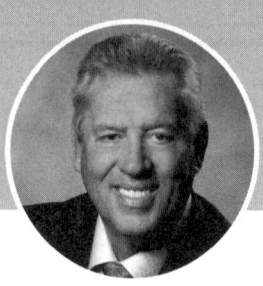

Ein Mann muss die Größe besitzen, seine Fehler zuzugeben, er muss klug genug sein, um aus ihnen zu lernen, und stark genug, sie zu korrigieren.

John C. Maxwell, CEO, John Maxwell Company

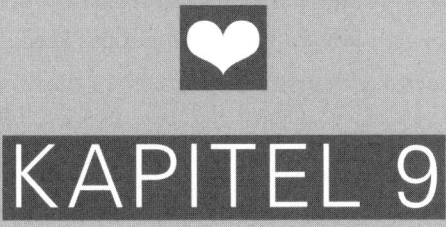

KAPITEL 9

Vorbeugemaßnahmen sind besser als Stents

Als ich ihn sah, war ich wirklich beeindruckt. Er schien ein guter Schüler zu sein und setzte um, was er propagierte. Er sagte, er habe in den letzten fünf Jahren Wert darauf gelegt, sieben Stunden zu schlafen, sich zum Frühstück häufig grüne Gemüse-Smoothies zuzubereiten, Säfte zu trinken und zum Mittag- und Abendessen meist zusätzlich Linsen und Bohnen zu essen. Er konnte sich gar nicht mehr daran erinnern, wann er das letzte Mal irgendein tierisches Produkt verzehrt hatte.

Er trieb an sechs Tagen in der Woche Sport, manchmal nahm er vor der Arbeit an längeren Gruppen-Fitnesskursen teil oder machte Intensivtraining, Yoga und Krafttraining. Er rauchte nicht, räumte aber ein, an fünf Tagen in der Woche jeweils ein Glas Pinot noir oder Chianti zu trinken. Er hatte einen Bauchumfang von 90 Zentimetern, und dieser hatte sich in den vergangenen zwanzig Jahren nicht verändert. Er hatte Meditationskurse belegt und meditierte inzwischen regelmäßig.

Obwohl ich ihm versicherte, dass sein Risiko gering sei (wenngleich er Mitte fünfzig war), wünschte er weitere Untersuchungen. Er führte mehrere Betriebe und machte sich Sorgen wegen der Auswirkungen der Stressbelastung und seiner Familiengeschichte: Bei seinem Vater war in seinem Alter eine koronare Herzerkrankung diagnostiziert worden. Deshalb wünschte er, dass ein Kalzium-Scan seiner Koronargefäße gemacht werde, und willigte ein, sich mit einer zum Schutz vor der Strahlenbelastung durch die bildgebenden Verfahren entwickelten Vitaminkombination darauf vorzubereiten. Erfreulicherweise ergab sein Herz-Scan einen Wert von null, und er war erleichtert, dass sein Risiko für ein kardiales Ereignis zumindest in den folgenden zehn Jahren äußerst gering war.

Eine Anmerkung: Hier handelt es sich um meine Autobiografie. Die einzige gesundheitliche Veränderung seit meinem letzten Herz-Scan bestand darin, dass ich neun Kilogramm abgenommen habe, was dadurch beschleunigt wurde, dass ich zum intermittierenden Fasten übergegangen bin und nach dem Abendessen bis zu meinem aus pflanzlichen Produkten bestehenden Frühstück mindestens zwölf Stunden lang nichts zu mir nehme.

Vorbeugung ist das wirksamste Mittel

Es gibt ein Mantra, das Sie sich immer wieder vorsagen sollten:

Herzinfarkte sind vermeidbar.

Herzinfarkte sind vermeidbar.

Herzinfarkte sind vermeidbar.

Ganz einfach. Die statistischen Angaben, dass es in den USA alle fünfunddreißig Sekunden zu einem Herzinfarkt kommt, zum Verlust von Hunderttausenden von Leben und Kosten von vielen Milliarden Dollar ... das alles könnte um 90 Prozent reduziert werden, wenn wir umgehend mit einfachen Veränderungen unseres Lebensstils beginnen würden. Mit den Maßnahmen, die ich in den vorherigen Kapiteln erläutert habe, können Sie die Zahl von 90 Prozent auf nahezu 100 Prozent steigern. Sie müssen keinen Herzinfarkt erleiden. Ein Herzinfarkt weist auf eine achtlose Lebensführung hin; sorgen Sie dafür, dass Ihre Lebensführung achtsam ist. Verbreiten Sie diese Nachricht, und seien Sie der Erste in Ihrem Unternehmen, der dieses entscheidende Konzept auch tatsächlich umsetzt.

Wie kann ich behaupten, dass Herzinfarkte vermeidbar sind? Es liegen unzählige wissenschaftliche Untersuchungen vor, die belegen, dass dies der Tatsache entspricht. Dass Sie davon bis heute nichts gehört haben, ist schade, aber es ist an der Zeit, das zu ändern: Die Nachricht muss verbreitet werden. Lassen Sie uns einen kurzen Blick auf die medizinische Literatur werfen, die Sie kennen und sich - im wahrsten Sinne des Wortes - zu Herzen nehmen sollten.

Diabetes und die Nurses' Health Studie

Die Harvard School of Public Health berichtete von einer Studie mit 84 941 Krankenschwestern, die im Rahmen der berühmten Nurses' Health Study zwischen 1980 und 1996 beobachtet wurden.

Diese Frauen litten weder an Herzerkrankungen noch an Krebs oder Diabetes und lieferten Informationen über ihre Lebensgewohnheiten und ihre Ernährung. Die Wissenschaftler definierten daraufhin den risikoarmen Lebensstil folgendermaßen: ein Body-Mass-Index (Gewicht geteilt durch Körpergröße im Quadrat) von unter 25, eine Ernährung, die reich an Ballaststoffen und mehrfach gesättigten Fettsäuren, aber arm an Transfetten und glykämischer Last ist (ein Maßstab dafür, wie die Nahrung den Blutzucker beeinflusst), regelmäßig moderater bis anstrengender Sport (mindestens dreißig Minuten täglich), Verzicht auf das Rauchen sowie der Genuss von etwa einem halben Glas eines alkoholhaltigen Getränks täglich.

In einer Folgestudie wurde bei 3,9 Prozent der Frauen Diabetes diagnostiziert. Das einzige wichtige Anzeichen dafür war Übergewicht oder Fettleibigkeit. Leider hielten sich laut dieser Studie nur weitere 3,4 Prozent der an der Studie teilnehmenden Frauen an das gesamte Programm des risikoarmen Lebensstils. Ich sage leider, weil diese ein um 91 Prozent geringeres Risiko aufwiesen, Diabetes zu entwickeln, als die übrigen Studienteilnehmerinnen.

Das Fazit lautet: Diabetes, der maßgeblich zu Herzerkrankungen und Herzinfarkten beiträgt, kann um mehr als 90 Prozent vermieden werden, wenn man seinen Lebensstil ebenso gut managt wie sein Unternehmen.

Prädiktoren für Herzinfarkte

Die kanadische INTERHEART-Studiengruppe bewertete Faktoren, die in 52 Ländern zur Vorhersage von Herzinfarkten herangezogen werden. Die Gruppe berichtete von 15 000 Fällen von Herzinfarkten und wählte die gleiche Zahl an Personen als Kontrollgruppe aus. Durch die Sammlung von Daten über die möglichen Ursachen konnten die Forscher analysieren, welche Faktoren einen zukünftigen Herzinfarkt vorhersagen konnten.

Die Forschergruppe machte neun Risikofaktoren aus, die für 90 bis 95 Prozent der Herzinfarkte verantwortlich waren, und alle diese Faktoren lassen sich kontrollieren! Welches waren nun diese neun entscheidenden Faktoren? Diejenigen, die Sie identifizieren und aus Ihrem Leben tilgen wollen? Es waren: das Rauchen, ein erhöhtes Verhältnis von ApoB (das heißt LDL-Cholesterin) zu ApoA1 (das heißt HDL-Cholesterin), hoher Blutdruck, Diabetes, abdominale Adipositas (ein Bauchumfang von mehr als 90 Zentimetern bei Frauen und 100 Zentimetern bei Männern), Stress, ein geringer Verzehr von Obst und Gemüse, starker Alkoholkonsum und Mangel an körperlicher Betätigung.

Das Fazit lautet: Können Sie die Verantwortung für Ihr Leben übernehmen und auf das Rauchen verzichten? Nur gelegentlich ein Glas Rotwein trinken? Sich Techniken zur Stressbewältigung, wie zum Beispiel Meditation, aneignen? Kennen Sie Ihren Blutdruck, Ihren Cholesterinspiegel sowie den Blutzuckerwert, und können Sie diese unter Kontrolle halten? Können Sie für einen geringeren Bauchumfang sorgen? Wäre Ihnen eine 95-prozentige Versicherung, dass Ihnen während

Ihrer Karriere und danach ein Herzinfarkt erspart bleibt, das Abarbeiten dieser Checkliste wert? Ich hoffe, Sie haben »Ja!« gesagt. Dann tun Sie es.

Die Health Professionals Follow-Up Studie

Im Jahr 1986 analysierten Wissenschaftler von Harvard die Daten der Health Professionals Follow-Up Studie, nämlich die Daten von 43 000 Männern im Alter zwischen vierzig und fünfundsiebzig Jahren, die zu Beginn der Studie an keiner Herzerkrankung litten.

Als einem geringen Risiko ausgesetzt galten Männer, die einen BMI (Body-Mass-Index) von unter 25, das heißt Normalgewicht hatten, Nichtraucher waren, täglich mindestens dreißig Minuten Sport trieben, die nur geringe Mengen Alkohol tranken und deren Ernährung zu mehr als 40 Prozent aus vollwertiger pflanzlicher Kost bestand. Im Laufe der folgenden sechzehn Jahre erlitten 2183 der Studienteilnehmer einen Herzinfarkt (wovon einige tödlich waren).

Männer, die fünf der fünf Charakteristika für ein geringes Risiko aufwiesen, hatten eine um 87 Prozent geringere Herzinfarktrate! Auch Männer, die im Verlauf der Studie zwei oder mehr Veränderungen in ihrem Lebensstil vornahmen, um der Gruppe mit dem geringsten Risiko näher zu kommen, hatten ein geringeres Herzinfarktrisiko.

Das Fazit lautet: Es ist im Leben niemals zu spät für Veränderungen, und damit sollten Sie auch sofort beginnen. Folgen Sie einfach dem Beispiel der Studienteilnehmer mit dem geringsten Risiko.

Die schwedische Herzstudie mit Frauen nach der Menopause

Schwedische Wissenschaftler untersuchten mehr als 24 000 Frauen nach der Menopause, die an keiner Herzerkrankung litten. In den sechs Folgejahren erlitten 308 dieser Frauen einen Herzinfarkt. Eine gesunde Ernährung (viel Obst und Gemüse neben Vollkornprodukten, Hülsenfrüchten, Fisch und ein moderater Alkoholkonsum), vierzig Minuten Gehen oder Fahrradfahren, Rauchverzicht und ein gutes Taille-zu-Hüfte-Verhältnis reduzierten das Herzinfarktrisiko um sagenhafte 92 Prozent!

Das Fazit lautet: Nach der Menopause steigt für Frauen die Gefahr eines Herzinfarkts oder Schlaganfalls, aber das Risiko kann durch eine gesunde Lebensweise fast komplett beseitigt werden. Folgen Sie diesem Programm, und leben Sie frei von Infarkten.

Die Harvard Schlaganfall-Studie

Die Wissenschaftler von Harvard untersuchten mehr als 43 000 Männer – wieder aus der Health Professionals-Folgestudie – und mehr als 71 000 Frauen der Nurses' Health Studie. Dieses Mal wurde das Schlaganfallrisiko anhand von Lebensgewohnheiten von Menschen ohne Schlaganfallvorgeschichte ermittelt und bewertet. Wenn man etwa 50 Prozent der Schlaganfälle vermeiden will, muss man an folgenden gesunden Lebensgewohnheiten festhalten: Rauchverzicht, ein Body-Mass-Index von unter 25, dreißig Minuten moderate körperliche Betätigung täglich, geringer Alkoholkonsum und eine Ernährung, die zu 40 Prozent aus gesunden Nahrungsmitteln besteht (also wieder Gemüse, Gemüse, Gemüse).

Das Fazit lautet: Schlaganfälle sind zerstörerisch, sie beenden Karrieren frühzeitig und sind häufig tödlich. Verringern Sie Ihr Risiko, indem Sie den Empfehlungen hinsichtlich Ihres Lebensstils folgen, die aus den Daten von mehr als 100 000 Personen abgeleitet wurden.

Die holländische Studie zur Herzgesundheit

Bei der sogenannten MORGEN-Studie untersuchten Wissenschaftler in den Niederlanden nahezu 18 000 Männer und Frauen, die keine Symptome für Herzerkrankungen aufwiesen. Sie wurden vierzehn Jahre lang beobachtet, und in dieser Zeit erlitten mehr als 600 Studienteilnehmer einen Herzinfarkt, von denen einige tödlich verliefen. Die Forscher stellten fest, dass die Menschen ihr Herzinfarktrisiko um 67 Prozent senken können, wenn sie folgende vier Punkte einhalten:

- Sorgen Sie täglich für etwa dreißig Minuten körperliche Aktivität.
- Verzehren Sie eine gesunde mediterrane Kost mit viel Obst, Gemüse und Vollkornprodukten.
- Verzichten Sie auf das Rauchen.
- Genießen Sie monatlich nicht mehr als ein alkoholisches Getränk.

Menschen, die sich an eine fünfte gesunde Gewohnheit hielten, nämlich in der Nacht im Durchschnitt sieben oder mehr Stunden zu schlafen, reduzierten ihr Herzinfarktrisiko um 83 Prozent im Vergleich zu denjenigen, die sich nicht an diese Punkte hielten.

Das Fazit lautet: Neben den gesundheitlichen Empfehlungen, die ich bereits gegeben habe, benötigen Sie ausreichend Schlaf! Der Schlaf sorgt dafür, dass Ihr Körper sich von einem anstrengenden Tag im Büro, im Fitnessstudio oder von langen Autofahrten erholt. Vernachlässigen Sie bei Ihrem Gesundheitsprogramm den Schlaf nicht! Wenn Sie Schlafprobleme haben, sollten Sie zu einem Spezialisten gehen, um herauszufinden, ob Sie an Schlafapnoe leiden. Das können Sie zu Hause in Ihrem eigenen Bett testen. Und probieren Sie es mit adaptogenen Heilpflanzen, Cannabisöl (CBC-Öl), Magnesiumpulver oder Melatonin.

Die schwedische Herzstudie

Im Rahmen der Karolinska-Studie wurden in Schweden mehr als 20 000 Männer ohne Herzerkrankungen untersucht und über einen Zeitraum von elf Jahren beobachtet. Die Wissenschaftler stellten fest, dass es gewisse Gewohnheiten gab, die das Herzinfarktrisiko senkten. Dazu zählten:

- eine Ernährung, die reich an Obst, Gemüse, Hülsenfrüchten, Nüssen und Vollkorn, aber arm an Fetten ist;
- Verzicht auf das Rauchen;
- moderater täglicher Alkoholkonsum;
- geringer Bauchumfang;
- mehr als vierzig Minuten körperliche Betätigung täglich.

Das klingt bekannt? Männer, die alle fünf dieser Lebensgewohnheiten einhielten, hatten ein um 86 Prozent geringeres
Risiko, einen Herzinfarkt zu erleiden oder daran zu sterben, als
diejenigen, die keine dieser fünf Punkte befolgten. Leider be-
herzigte lediglich ein Prozent der untersuchten Schweden alle
fünf Verhaltensweisen!

Das Fazit lautet: Gehören Sie zu dem einen Prozent, also der
Gruppe, die alle fünf herzgesunden Gewohnheiten befolgten.
Stehen Sie an der Spitze in Sachen gesunder Lebensführung,
und bleiben Sie mit nur wenig Mühe und Kosten zu nahezu
90 Prozent von einem Herzinfarkt verschont.

Die walisische Gesundheitsstudie

Im Rahmen der Caerphilly-Studie wurden in Wales 2235 Männer über den erstaunlichen Zeitraum von dreißig Jahren hinweg beobachtet. Fünf Verhaltensweisen wurden für den Schutz
vor der Entwicklung einer Herzerkrankung ausgemacht, und
sie klingen inzwischen sehr vertraut:

- Verzicht auf das Rauchen;
- normaler BMI (Body-Mass-Index unter 25);
- täglich mehr als drei Portionen Obst und Gemüse;
- täglich mehr als drei Kilometer gehen;
- kontrollierter täglicher Alkoholkonsum.

Die Studienteilnehmer, die vier der fünf Verhaltensweisen
befolgten, verzögerten die Entwicklung vaskulärer Erkrankungen um zwölf Jahre, obwohl nur 0,1 Prozent der Teilneh-

mer alle fünf Punkte tatsächlich beherzigten! Darüber hinaus wurde bei den Männern, die diese Verhaltensweisen befolgten, die Wahrscheinlichkeit einer Demenz um fast 70 Prozent gesenkt.

Das Fazit lautet: Inzwischen sollte klar sein, dass Sie, wenn Sie täglich ein paar einfache Lebensgewohnheiten einhalten, in naher Zukunft keinen Kardiologen, keinen Herzchirurgen, kein Rehabilitationsteam für Schlaganfälle oder Herzinfarkte ... und keinen Bestatter benötigen werden. Vorsorgemaßnahmen sind besser als Stents!

Die Harvard Langlebigkeitsstudie

Im Jahr 2018 berichtete die Harvard School of Public Health über die nachweisbar positive Wirkung, wenn man sich an die fünf Verhaltensweisen hält, die mithilfe der Nurses' Health Studie und der Health Professionals Follow-Up Studie mit mehr als 130 000 Teilnehmern ermittelt wurden. Die Teilnehmer wurden über einen Zeitraum von über dreißig Jahren beobachtet, in denen es zu mehr als 40 000 Todesfällen kam. Fünf positive Lebensgewohnheiten wurden ausgemacht, darunter der Verzicht auf das Rauchen, ein BMI (Body-Mass-Index) von 18,5 bis 24,9, dreißig Minuten moderater bis anstrengender körperlicher Betätigung täglich, mäßiger Alkoholkonsum sowie eine hochwertige Ernährung (die bei den oberen 40 Prozent der Gruppe erzielt wurde und vor allem aus Obst, Gemüse, Vollkornprodukten und Hülsenfrüchten bestand). Die Teilnehmer, die alle fünf dieser Maßnahmen beherzigten, wurden mit denjenigen verglichen, die keine davon einhielten, und es wurde festgestellt, dass die Lebenserwartung der Männer dadurch um zwölf, die der Frauen um vierzehn Jahre anstieg.

Das Fazit lautet: Diese neue Harvard-Studie belegt, dass Ihre Lebensweise Ihre Lebenserwartung bestimmen kann. Sie können mehr als ein Jahrzehnt länger leben, wenn Sie auf eine gesunde Ernährung achten, ein gutes Fitnessniveau erlangen und beibehalten sowie moderate, aber keine exzessiven Mengen an Alkohol zu sich nehmen. Ich schlage vor, dass Sie sich bemühen, alle diese fünf vorteilhaften Verhaltensweisen einzuhalten und das Leben so lange wie möglich richtig zu genießen. Beginnen Sie damit, dass Sie sicherstellen, hinsichtlich der Qualität Ihrer Ernährung und des optimalen Körpergewichts zu den oberen 40 Prozent der Menschen zu zählen.

Schützen Sie Ihr Herz

Lassen Sie uns zusammenfassen, was Sie tun müssen, um mit einfachen täglichen Maßnahmen Ihr Herz zu schützen und einen Herzinfarkt zu verhindern.

- ♥ Verzichten Sie auf das Rauchen.
- ♥ Treiben Sie täglich mindestens dreißig Minuten Sport, wobei das Gehen die wichtigste Bewegungsart ist.
- ♥ Achten Sie auf einen geringen Bauchumfang und auf Ihr Gewicht.
- ♥ Nehmen Sie täglich mit jeder Mahlzeit und jedem Snack Obst und Gemüse zu sich.
- ♥ Sorgen Sie für gesunden Schlaf.

❤ Wenn Sie damit kein Problem haben, genießen Sie nur wenig Alkohol: Für Frauen gilt eine Menge von 150 ml Wein, eine Flasche Bier von 375 ml oder 45 ml Schnaps täglich; Männer können die doppelte Menge trinken (aufgrund von Unterschieden im Alkoholstoffwechsel).

❤ Ich empfehle eine kleine Handvoll roher Nüsse und Samen täglich (insbesondere Walnüsse, Lein- und Chiasamen).

Erste Schritte

Vielleicht führen Sie Ihre Firma mit höheren Ansprüchen hinsichtlich der Unternehmensleistung, als Sie bezüglich Ihrer eigenen Gesundheit fordern. Tun Sie jetzt mehr als andere, damit Sie später mehr als andere haben – nämlich eine Karriere und einen Ruhestand ohne Herzinfarkt.

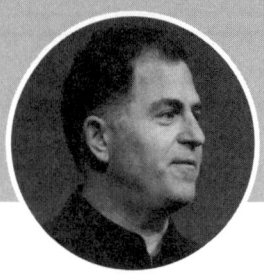

Wenn es um Erfolg geht, spielen viele Dinge eine Rolle.
Ich mag es nicht, ausschließlich Dinge zu tun,
die ich gerne mache.

Michael Dell, CEO, Dell Technologies

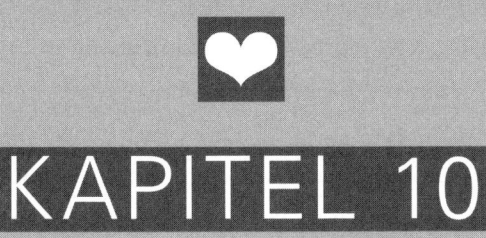

KAPITEL 10

Können Gefäßablagerungen rückgängig gemacht werden?

Paul Chatlin wirkte ernst, als er mich anrief, nicht etwa um einen Untersuchungstermin zu vereinbaren, sondern wegen eines Treffens, um mit mir über die Reversion von Herzerkrankungen zu sprechen. Er hatte gehört, dass ich Verfechter einer optimalen Ernährung für den Umgang mit Herzerkrankungen bin, und er wollte sich mit mir darüber unterhalten.

Wir vereinbarten, uns bei mir zu Hause zu treffen, weil er klargemacht hatte, dass er nicht nach einem neuen Kardiologen suchte, sondern ein Projekt vorschlagen wollte.

Möglicherweise bin ich für neue Ideen zu offen, doch ein paar Tage später saß er abends an meinem Küchentisch und erzählte mir bei einer Tasse Tee seine Geschichte. Er hatte in der Zeit, als er sein Unternehmen für Mobilfunkkommunikation aufbaute, zugelassen, dass er seine Gesundheit vernachlässigt und zugenommen hatte. Als er Mitte fünfzig war, stellte er fest, dass das Tennisspielen für ihn anstrengender wurde. Zunächst machte er das Alter dafür verantwortlich, doch als das Problem massiver wurde, sprach er mit seinem Internisten darüber und machte einen Belastungstest. Dieser fiel schlecht aus, obwohl er nie ein Engegefühl in der Brust gespürt hatte (auch als Angina Pectoris bekannt). Darauf folgte eine Herzkatheteruntersuchung, die von einem anderen Kardiologen vorgenommen wurde und fortgeschrittene Verschlüsse in den Herzkranzgefäßen, eine schwache Pumpleistung des Herzes und eine durchlässige Mitralklappe zutage brachte. Das ist wahrlich keine gute Kombination.

Nach einigen Recherchen war er zur Cleveland Clinic, drei Fahrstunden von Detroit entfernt, gefahren, um sich dort einer Bypass-OP und einer Operation der Mitralklappe zu unterziehen. Dort erwähnte sein Kardiologe, dass ein Arzt der Cleveland Clinic ein Programm präventiver Maßnahmen anbot, um Herzerkrankungen rückgängig zu machen. Allerdings glaubte Pauls Kardiologe nicht daran, dass das tatsächlich funktionieren konnte.

Eine Herzerkrankung rückgängig machen? Ist das möglich? Paul wollte es wissen, deshalb rief er aus seinem Krankenzimmer Dr. Caldwell Esselstyn an und war von dessen Programm so beeindruckt, dass er seine Herzoperation kurzerhand verschob. An meinem Küchentisch beschrieb er, wie er seine Ernährung umgestellt, 18 Kilogramm abgenommen und seinen Cholesterinspiegel um fast 100 Punkte gesenkt hatte. Inzwischen konnte er wieder uneingeschränkt Tennis spielen. Tatsächlich hatte er vor Kurzem einen Belastungstest bestanden, der noch neun Monate zuvor abnorme Ergebnisse erbracht hatte.

Und worin bestand das von ihm vorgeschlagene Projekt? Er wollte eine Selbsthilfegruppe gründen, um anderen Menschen zu helfen, die nach den gleichen gesunden Lebensgewohnheiten Ausschau hielten, die er selbst beherzigt hatte. Es kann nämlich schwierig sein, im eigenen sozialen Umfeld jemanden zu finden, der die gleiche Art von gesunder Ernährung zu sich nehmen will wie man selbst, und soziale Unterstützung ist für den Erfolg entscheidend. Ich stimmte zu, und wir haben es nie bereut, dieses Projekt angestoßen zu haben.

Zunächst ging ich davon aus, dass wir zwanzig Personen zusammenbekommen würden, die sich alle drei Monate treffen wollten, doch inzwischen haben wir 5000 Mitglieder, die sich mindestens einmal monatlich zusammenfinden. Dank der Hinweise für eine gesündere Ernährung haben viele dieser Menschen beträchtliche gesundheitliche Verbesserungen erreichen können. Eine ganze Reihe von ihnen hat ohne chirurgischen Eingriff oder Medikamente mehr als 45 Kilogramm abgenommen (und das Gewicht gehalten), und viele konnten ihre Arzneimittel absetzen und auf die Nutzung ihrer Schlaf-apnoemaske verzichten. Wenn Sie mehr über unsere Selbst-hilfegruppe erfahren wollen, in der es hauptsächlich um die pflanzliche Ernährung geht, sollten Sie den Abschnitt »Res-sourcen« auf Seite 166 aufschlagen.

Vor Jahren sah ich einmal am Straßenrand ein großes Re-klameschild für einen örtlichen Reinigungsdienst, auf dem behauptet wurde, er könne eine einstündige »Aderreinigung« anbieten (das Unternehmen befand sich an der Hauptzufahrts-straße beziehungsweise »Verkehrsader« in die Stadt). Wäre das nicht wunderbar? Vor allem eine Reinigung der Herzkranzge-fäße? Ist das möglich? Eine Reihe von Studien hat ergeben, dass man, selbst wenn man einen Herzinfarkt erlitten hat oder an einer anderen fortgeschrittenen kardiovaskulären Erkrankung leidet, die durch ein Kalzium-CT oder eine IMD-Messung do-kumentiert wurde, oder wenn man eine Stent- oder Bypass-OP hinter sich hat, noch so viel mehr tun kann, um seinen Gesund-heitszustand zu verbessern. Ja, man kann die Herzerkrankung sogar rückgängig machen und seine jugendliche Konstitution zurückgewinnen. Dies ist umso leichter möglich, wenn bei Ih-nen durch ein CT oder eine IMD-Messung eine stumme Herz-erkrankung diagnostiziert wurde, weil diese sich wahrschein-lich noch in einem frühen Stadium befindet.

Wie kann das gelingen? Ich erläutere dies in groben Zügen. Falls Sie alle Details erfahren wollen, kommen Sie einfach zu mir, und ich erkläre Ihnen die Einzelheiten.

Raten Sie nicht – lassen Sie sich testen

Wenn das Kalzium-CT Ihrer Herzkranzgefäße ein abnormes Ergebnis erbracht hat, werden Sie vielleicht einen Belastungstest machen müssen, um herauszufinden, ob Sie an einer stummen Herzerkrankung oder an fortgeschritten verschlossenen Arterien leiden. Falls der Kalzium-Score hoch war, ist ein Belastungstest indiziert, vor allem dann, wenn der Wert über 400 lag, aber eventuell auch wenn er geringer ausgefallen ist. Darüber hinaus kann das Kalzium-CT anzeigen, wo sich die Kalkablagerungen befinden. Sind die linke Hauptarterie (LM) und die linke absteigende Koronararterie (LAD), die beiden Arterien, die das Herz am meisten mit Blut versorgen, besonders stark von Ablagerungen betroffen, dann ist ein Belastungstest angezeigt.

Das American College of Cardiology empfiehlt einen Belastungstest, wenn der Wert über 400 liegt oder eine Angina Pectoris vermutet wird. In Kapitel 3 habe ich über die Einschränkungen von Belastungstests berichtet, aber wenn auf Ihrem CT-Scan eine massive stumme Erkrankung der Herzkranzgefäße sichtbar wurde, müssen Sie sich vergewissern, ob Sie gefahrlos und ohne verminderte Durchblutung Sport treiben können. Ein abnormes Ergebnis des Belastungstests nach einem erhöhten Kalzium-CT der Herzkranzgefäße legt den Schluss nahe, dass Sie an fortgeschrittenen Verengungen der Herzarterien leiden, die weitere Untersuchungen erfordern, um behandelt werden zu können: Lebensgewohnheiten, Medikamente und möglicherweise eine Herzkatheteruntersuchung oder eine CT-Angiografie. Manche Menschen verspüren einfach keine Angina-Schmerzen, Atemnot oder andere klinische Warnsignale, und der erste Hinweis, dass die Verkalkung gravierend ist, könnte ein schwerer Herzinfarkt oder der Tod sein. Sorgen Sie dafür, dass Sie nicht in diese Situation kommen.

Mithilfe der Ernährung kann man eine Herzerkrankung rückgängig machen

Haben Sie das jemals gehört? Ihre Herzkranzgefäße oder Gehirnarterien können zu 80 Prozent verstopft sein, dennoch können Sie diesen Verschluss mithilfe einer Ernährungsumstellung reduzieren. Das ist tatsächlich wahr. Ihre Gabel entscheidet über Ihr Schicksal, und diese Feststellung gilt insbesondere für die Umkehrung einer Herzerkrankung. Es liegen diverse Beweise vor, die diese kühne Behauptung als wissenschaftlich nachgewiesenes Faktum stützen, und ich möchte sie hier zusammenfassen.

Die Ornish-Diät

Dr. Dean Ornish lieferte einen der ersten Hinweise, dass eine Herzerkrankung durch die Ernährung rückgängig gemacht werden kann, und er nutzte moderne medizinische Techniken, um diese Tatsache zu belegen. Er absolvierte in den 1980er-

Jahren seine Ausbildung in der Vorsorgemedizin in San Francisco und organisierte dort eine Versuchsreihe, in deren Verlauf Patienten mit dokumentierten schweren Verschlüssen der Herzkranzgefäße ein Ernährungs- und Lifestyle-Management angeboten wurde. Die Ergebnisse dieses Programms, »Lifestyle Heart Trial« genannt, wurden 1990 mit Daten, die ein Jahr nach der Versuchsreihe erfasst wurden, veröffentlicht, und dann erneut 1998 mit den Daten der Folgestudie, die fünf Jahre später stattfand. Ornishs Studienprotokoll empfahl Patienten mit fortgeschrittener Herzerkrankung eine fettarme, auf pflanzlicher Kost basierende Ernährung (bei der etwa zehn Prozent der Kalorien aus Fett bestehen), moderate körperliche Bewegung mit Betonung auf Gehen, Stressmanagement mit Meditation und Atemübungen, Raucherentwöhnung und Gruppenunterstützung. Bei den Patienten wurden vor der Ernährungsumstellung und erneut bei der Folgeuntersuchung moderne Angiogramme erstellt und Belastungstests durchgeführt.

Die Folge-Angiografien nach einem und nach fünf Jahren zeigten bei den Versuchsteilnehmern häufiger eine Reversion der Herzblockaden als bei einer Kontrollgruppe, deren Verschlüsse im Studienzeitraum zugenommen hatten. Bei den behandelten Teilnehmern wurde die Zahl der Herzinfarkte halbiert; sie ernährten sich von pflanzlicher Kost und hatten gesunde Lebensgewohnheiten angenommen. Die Patienten berichteten, dass sie sich besser fühlten, weniger Schmerzen in der Brust hatten und dass sich auch die Sexualfunktion verbessert hatte. Später weitete Dr. Ornish seine Behandlungsgruppe auf 2000 Patienten aus, und seine Therapie erhielt im Jahr 2010 die Zulassung der Krankenkassen. Herzerkrankungen können tatsächlich rückgängig gemacht werden, wenn Sie Ihre Lebensweise Ornishs Therapieprogramm entsprechend umstellen.

Die Esselstyn-Diät

Dr. Caldwell Esselstyn war ein angesehener Brustchirurg an der Cleveland Clinic und interessierte sich für Herzerkrankungen. Er teilte sich einen Spind mit dem Chirurgen, der weltweit zum allerersten Mal eine Bypass-Operation vornahm, und nachdem Esselstyns Interesse an Herzerkrankungen einmal geweckt war, begann er nach den Ursachen für die Entwicklung dieser Krankheiten zu suchen. Er fand heraus, dass es Gesellschaften gibt, in denen es zu wenigen oder gar keinen Herzinfarkten kommt, und erforschte deren Lebensweise.

Schließlich war Esselstyn davon überzeugt, dass Herzerkrankungen durch eine Ernährungsumstellung verhindert oder rückgängig gemacht werden können, deshalb begann er in der Klinik Patienten zu behandeln, für die eine Bypass-Operation oder Angioplastie (die Erweiterung oder Wiedereröffnung der Blutgefäße) nicht infrage kamen. Häufig hatten sie fortgeschrittene Herzprobleme und eine sehr schlechte Prognose: In vielen Fällen gaben die Ärzte ihnen weniger als ein Jahr Lebenszeit. Esselstyn zeigte den Patienten, wie sie sich von einer rein pflanzlichen Kost mit weniger als 10 Prozent Fett ernähren konnten – von einer Kost, die häufig als die »Essy-Diät« bezeichnet wird. Im Jahr 1985 begann er, sich regelmäßig mit diesen Patienten zu treffen, um ihnen Gruppenunterstützung zu geben, und seine engagierte Ehefrau, Anne, unterrichtete sie in der Zubereitung köstlicher Mahlzeiten.

Schon nach wenigen Wochen berichteten die Patienten, dass sie sich besser fühlten, dass sie häufig größere Strecken gehen konnten, weniger Herzmedikamente einnahmen und deutlich seltener eine Behandlung im Krankenhaus benötigten als vor Beginn der »Essy-Diät«. Bei einigen von ihnen waren zuvor und danach Koronarangiogramme erstellt und Belastungstests durchgeführt worden, die eine beachtliche Reversion der Gefäßablagerungen dokumentierten. Im Folgezeitraum von zwölf Jahren wies Esselstyn nach, dass es bei den behandelten Patienten zu keinen Herzereignissen kam und dass eine Verbesserung ihrer Vitalität und Sexualfunktion nachgewiesen werden konnte. Im Sommer 2014 aktualisierte er seine Ergebnisse mithilfe einer deutlich größeren Teilnehmergruppe und konnte die gleichen erstaunlichen Verbesserungen nachweisen.

Die Lyon-Diet-Heart-Study

Von dieser bahnbrechenden wissenschaftlichen Fallstudie mit mehr als 400 Teilnehmern, die einen Herzinfarkt hinter sich hatten, wurde in den 1990er-Jahren berichtet. Eine zentrale Rolle spielte dabei eine mediterrane Ernährung, die im Wesentlichen aus Brot, Gemüse, Fisch, Obst und wenig rotem Fleisch und Fett bestand. Wenn Öl genutzt wurde, dann bevorzugt Rapsöl, und der Genuss von Wein war gestattet. Die Diät enthielt etwa 30 Prozent Fett und unterschied sich darin von den Ernährungsprogrammen von Ornish und Esselstyn.

Die Studie wurde rasch abgebrochen, weil die Gruppe, die mehr Gemüse, aber weniger Fleisch und tierische Fette (wie zum Beispiel Butter und Käse) verzehrte, deutlich weniger erneute Herzinfarkte erlitt als diejenigen Studienteilnehmer, die größere Mengen tierischer Produkte zu sich nahmen. Tatsächlich hatten die Teilnehmer, die die Lyon-Diät einhielten, ein um 50 bis 70 Prozent geringeres Risiko für eine wiederkehrende Herzerkrankung im Vergleich zu einer Kontrollgruppe, die sich von einer traditionellen französischen Kost ernährte. Zu den Ergebnissen zählten die Vorbeugung von Herzinfarkten, Todesfällen und Krankenhauseinweisungen über einen Zeitraum von mehr als vier Jahren hinweg, verglichen mit der Kontrollgruppe. Bei den Teilnehmern wurden vor und nach der Studie keine Angiogramme erstellt, deshalb kann man nicht mit Sicherheit sagen, ob die Herzläsionen sich während des Untersuchungszeitraums zurückgebildet hatten. Ich persönlich würde Patienten mit stark verengten oder verschlossenen Arterien die bei der Lyon-Diät genutzten zusätzlichen Öle nicht empfehlen.

Andere Therapien zum Schutz Ihres Herzes

Neben der Ernährung und Maßnahmen zur Stressreduktion gibt es einige neuartige Therapien, deren Nutzung Sie Ihrer Herzgesundheit zuliebe in Erwägung ziehen könnten. Einige dieser Therapien basieren auf traditionellen Verfahren, deren Wirkung hinsichtlich einer Reduktion des Herzinfarktrisikos jedoch erst jüngst bestätigt wurde.

Chelat-Therapie

Die Chelat-Therapie ist eine Behandlung, die schon seit Jahrzehnten zur Verfügung steht. Der Begriff *Chelation* stammt vom griechischen Wort für »Klaue« ab, und der Gedanke dahinter beinhaltet, dass schädliche Elemente aus dem Körper entfernt und beseitigt werden.

Die Chelat-Therapie wurde nach dem Zweiten Weltkrieg entwickelt, um die Belastung mit Schwermetallgiften zu behandeln, wie zum Beispiel nach Kontakt mit Blei in einer Gießerei. Ärzte stellten eine Verbesserung der Symptome von Herzerkrankungen bei Patienten fest, die sie mit der Chelat-Therapie behandelten, und so wurde diese allmählich in einigen Kliniken genutzt, um Herzpatienten zu helfen. Es gibt inzwischen jede Menge wissenschaftlicher Forschungsergebnisse, die den Schluss nahelegen, dass toxische Schwermetalle, wie zum Beispiel Blei, Quecksilber, Kadmium und Arsen, die für die Herzgesundheit wichtigen Systeme vergiften können, deshalb ist es sinnvoll, diese Art von Therapie anzuwenden.

Schulmediziner betrachteten die Chelat-Therapie jedoch als Quacksalberei, weil früher nur wenige wissenschaftliche Studien vorlagen, die ihre Wirkung nachwiesen. Als Arzt habe ich meinen Patienten ehemals geraten, auf diese Therapie zu verzichten, weil ich kaum Forschungsergebnisse fand, die ihren Nutzen bestätigten.

Doch vor mehr als zehn Jahren willigten die National Institutes of Health ein, 31 Millionen US-Dollar für eine umfassende Studie der Chelat-Therapie bereitzustellen. Diese Studie wurde TACT-Studie genannt (Trial to Assess Chelation Therapy). In einem Zeitraum von etwa zehn Jahren wurden mehr als 1700

Patienten, die einen Herzinfarkt erlitten hatten, insgesamt vierzigmal einmal wöchentlich entweder mit der Chelat-Therapie oder einer Placebo-Therapie behandelt. Trotz der Tatsache, dass nicht alle Patienten die Behandlung beendeten, und obwohl es lange dauerte, geeignete Studienteilnehmer zu finden, wurde die Untersuchung abgeschlossen, und die Ergebnisse wurden im November 2012 erstmals vorgestellt.

Die Resultate zeigten, dass die Chelat-Therapie das Risiko negativer kardiovaskulärer Ereignisse geringfügig reduzieren kann. Zwar lieferte die Studie eine Plattform für weitere Forschungen, aber die Wissenschaftler warnten, die Wirksamkeit der Chelat-Therapie allein sei nicht hinreichend nachgewiesen, um eine routinemäßige Nutzung der Therapie nach einem Herzinfarkt empfehlen zu können. Doch nach der ursprünglichen Veröffentlichung der Daten der TACT-Studie wurden weitere Aufsätze publiziert, und derzeit wird eine Folgestudie – TACT-2 genannt – ausschließlich mit an Diabetes leidenden Herzpatienten durchgeführt. Zusammengefasst hat das Forschungsmaterial Folgendes ergeben:

- Insgesamt reduzierte die Chelat-Therapie geringfügig negative Vorkommnisse (Krankenhauseinweisungen wegen Brustschmerzen, Schlaganfall, Herzinfarkt oder notwendiger Stent-Operation) im Vergleich zur Placebo-Gruppe.
- Bei Patienten, die einen Herzinfarkt hinter sich hatten und an Diabetes litten, reduzierte die Chelat-Therapie negative Vorkommnisse während der fünfjährigen Nachbeobachtung um fast 40 Prozent. Es handelt sich also um eine wirksame Therapie!

- Bei Patienten, die vor der Chelat-Therapie einen schweren Herzinfarkt erlitten hatten, reduzierte die Behandlung die Zahl negativer Vorkommnisse ebenfalls um nahezu 40 Prozent.
- Wenn die Chelat-Therapie mit einer hohen Dosis oral eingenommener Multivitaminpräparate kombiniert wurde, konnte die Wirkung sogar noch gesteigert werden.
- Die Chelat-Therapie hatte nur selten nachteilige Auswirkungen.

Man stelle sich ein neues Medikament vor, das bei vielen Patienten das Risiko von Herzproblemen um 40 Prozent reduziert. Glauben Sie nicht auch, dass der Hersteller damit ein Milliardengeschäft machen würde? Doch die Chelat-Therapie wurde nach der Veröffentlichung der TACT-Studienergebnisse noch immer nicht in die Routineversorgung von Herzpatienten aufgenommen.

Allerdings ist die intravenöse Chelat-Therapie mit einigen Herausforderungen verbunden. Sie ist aufwendiger als die Einnahme einer Tablette. (Es gibt orale Medikamente, die eingesetzt werden können, doch diese wurden in der TACT-Studie nicht untersucht.) Darüber hinaus werden die Kosten der Chelat-Therapie in den USA von den Krankenkassen nicht übernommen.

Doch jeder, der weiß, dass er Schwermetallen ausgesetzt war, sollte sich über den Nutzen dieser Behandlung informieren. Wichtig ist auch die Vermeidung des Kontakts mit Schwermetallen durch Rauchverzicht, die Beschränkung des Verzehrs von Fisch, Kenntnisse der Luft- und Wasserverschmutzung sowie die Entfernung von quecksilberhaltigen Zahnfüllungen. Inzwischen kenne ich Arztkollegen in meiner Region, die eine Ausbildung in der intravenösen Chelat-Therapie absolviert und Erfahrung mit Tests der Schwermetallbelastung und deren Behandlung haben. Ich habe Patienten an diese Kollegen überwiesen, um über einen Zyklus intravenöser Chelat-Therapie zu sprechen. Orale Wirkstoffe, die einen Chelatisierungseffekt erzeugen, sind von verlässlichen Herstellern erhältlich, und ich habe diese Mittel bei vielen meiner Patienten erfolgreich eingesetzt. Außerdem habe ich routinemäßig orale Wirkstoffe verordnet, wie zum Beispiel N-Acetylcystein (NAC), Bio-Kreuzblütlergemüse (Brokkolisprossen, Blumenkohl, Blattgemüse und chinesischer Blätterkohl) sowie grünes Bio-Blattgemüse zur Förderung der Entgiftung und Beseitigung der Chemikalien aus dem Körper.

Medikamente und Ergänzungsmittel

Bis heute gibt es kein wundersames Allheilmittel gegen eine frühe stumme Herzerkrankung, wie zum Beispiel ein verschreibungspflichtiges Medikament oder ein Vitaminpräparat. Doch wenn diese Krankheit bei Ihnen durch die diversen Tests diagnostiziert wurde, sollten Sie die Einnahme folgender Mittel in Erwägung ziehen.

Mit Sicherheit haben Sie schon von Statinen gehört. Diese verschreibungspflichtigen cholesterinsenkenden Medikamente, wie beispielsweise Sortis (Wirkstoff Atorvastatin), Lipitor und Crestor (Wirkstoff Rosuvastatin), werden häufig verordnet. Können sie Verschlüsse der Herzkranzgefäße, die bei den Kalzium-CT-Scans der Koronararterien entdeckt werden, rückgängig machen?

Im Rahmen diverser Studien wurde das Fortschreiten der Verkalkung der Herzkranzgefäße untersucht und der Frage nachgegangen, ob Statine die unvermeidliche Verschlechterung, zu der es Jahr für Jahr kommt, verlangsamen oder rückgängig machen können. Das Maß der koronaren Verkalkung steigt pro Jahr gewöhnlich um 20 bis 30 Prozent, aber die Senkung des Cholesterinspiegels kann diesen Prozess verlangsamen. Zumindest eine Studie zeigte, dass das Statin Lipobay mit dem Wirkstoff Cerivastatin (das aufgrund seiner vielen Nebenwirkungen inzwischen jedoch vom Markt genommen wurde) die koronare Verkalkung tatsächlich verringerte.

Vielleicht ist Ihnen, wenn Sie ein Statin-Präparat einnehmen, nicht bewusst, dass diese Medikamente nicht nur die Produktion von Cholesterin in der Leber senken, sondern auch die Bildung eines wichtigen Vitamins mit antioxidativen Eigenschaften hemmen, nämlich CoQ10. Dies könnte zu einem Gefühl der Schwäche und zu Schmerzen führen. Ich empfehle Ihnen, sich und Ihre Muskeln zu schützen, indem Sie mindestens 200 Milligramm CoQ10 täglich einnehmen, um die Menge zu ersetzen, die Ihre Muskeln ohne die Einnahme des Statins bilden würden.

Gibt es neben den verschreibungspflichtigen Statin-Präparaten noch andere Substanzen, die die Umkehrung der Herzerkrankung beschleunigen können? Kleinere Studien haben den Schluss nahegelegt, dass konzentrierte Obst- und Gemüseergänzungsmittel, Knoblauchpräparate, Kräuter, Omega-3-Fett-säuren (in Leinsamen, Chiasamen und Walnüssen enthalten) sowie Vitamin-K-Zusätze die Arterienverkalkung verlangsamen und möglicherweise rückgängig machen können. In meiner Klinik setze ich alle diese Mittel ein.

Sauna: Schwitzen Sie Giftstoffe aus

Zwar gehen die meisten von uns davon aus, dass das Schwitzen während des Sports oder in der Sauna gut für unsere Gesundheit ist, doch ich vermute, dass die meisten nicht wissen, weshalb eigentlich. Tatsache ist, dass das Schwitzen eine der besten Methoden ist, um Giftstoffe aus dem Körper zu beseitigen, und es liegen medizinische Forschungsergebnisse vor, die erklären, wie dies geschieht.

Wir leben in einer Welt, in der Industriegifte so allgegenwärtig sind, dass niemand ihnen entkommt. Tatsächlich finden sich in einer Blutprobe aus der Nabelschnur eines Neugeborenen häufig mehr als 200 synthetische Chemikalien, von denen einige karzinogenes Potenzial besitzen.

Schwermetalle wie Quecksilber, Blei, Kadmium und Arsen sind in unserer Umwelt reichlich vorhanden, und hormonaktive Stoffe, wie zum Beispiel Phthalate und Bisphenol A, sind im Blut und Urin nachweisbar. Was sagt die Wissenschaft über die Beseitigung dieser Gesundheitsgefahren durch die Schweißporen?

Durch das Schwitzen können Phthalate beseitigt werden

Phthalate finden sich in Plastikspielzeug, in Küchenutensilien Parfums, Kosmetika und Wandfarben, um deren Haltbarkeit zu erhöhen. Kanadische Forscher haben die Konzentration verschiedener Phthalate in Blut-, Urin- und Schweißproben untersucht. Sie fanden heraus, dass die Konzentration dieser Chemikalien im Schweiß doppelt so hoch war wie im Urin. Daher gelangten sie zu dem Schluss, dass das Schwitzen dazu beitragen könnte, einige giftige Substanzen auszuscheiden.

Durch das Schwitzen kann BPA beseitigt werden

Bisphenol A (BPA) wird vor allem zur Herstellung von durchsichtigem Plastik verwendet, aber auch für Kassenbons, Wasserleitungen, Elektronikgeräte und Brillengläser genutzt. Seit vielen Jahren ist bekannt, dass dieser Stoff östrogenartige Eigenschaften besitzt (er ahmt im Körper die Wirkung von Östrogen nach), und der Kontakt mit diesem Stoff wurde mit Fettleibigkeit, früh einsetzender Pubertät, sexueller Dysfunktion und Fehlgeburten in Verbindung gebracht. Die kanadischen Wissenschaftler, die über die Phthalate berichteten, konnten BPA im Schweiß von 80 Prozent der Testpersonen nachweisen. Einige dieser Menschen hatten in ihrem Blut und Urin keinen nachweisbaren BPA-Spiegel, was den Schluss nahelegt, dass das Schwitzen die beste Möglichkeit ist, gespeichertes BPA auszuscheiden.

Durch das Schwitzen können Schwermetalle beseitigt werden

Die Schwermetalle Arsen, Kadmium, Blei und Quecksilber sind erwiesenermaßen beziehungsweise mutmaßlich krebserregend. Ihre toxische Wirkung auf das Herz, das Gehirn, die Nieren und das Immunsystem ist bekannt. Schwermetalle finden sich im Wasser, in Nahrungsmitteln, Amalgamfüllungen, Zigaretten und Industrieabgasen. Die kanadischen Wissenschaftler wiesen nach, dass die Konzentration von Arsen im Schweiß bis zu zehnmal höher ist als im Blut, die Konzentration von Kadmium bis zu 25-mal höher als im Blut, die von Blei bis zu 300-mal höher und die von Quecksilber ein wenig höher ist als im Blut, was auf eine effektive Beseitigung aus dem Blutkreislauf und dem Körper insgesamt schließen lässt.

Die praktische Anwendung von Schwitzmethoden

Und was hat das mit Ihnen zu tun? Seit Urzeiten gilt das Schwitzen als Therapie. Zu den traditionellen Verfahren zählen römische Bäder, die Schwitzhütten der Ureinwohner, skandinavische Saunas und türkische Bäder. Seit Kurzem gibt es auch Infrarotsaunas. In diesen wird es nicht so heiß wie in normalen Saunas, aber die Infrarotstrahlen dringen tiefer in das Gewebe ein und verstärken somit den Schweißfluss und die Entgiftung. Kann eine Infrarotsauna Ihre stumme Herzerkrankung heilen?

Seit mehr als zwanzig Jahren testen japanische Ärzte den Nutzen der Infrarot-Trocken-Sauna-Therapie an Patienten, die an schwersten Herz- und Gefäßerkrankungen leiden, und sie haben an die zwanzig wissenschaftliche Artikel veröffentlicht, in denen nachgewiesen wurde, dass die Infrarottherapie ein großer Durchbruch ist. Die japanischen Forscher nutzten eine Technik, die Waon-Therapie genannt wird (zusammengesetzt aus dem japanischen Wort *wa* für beruhigend und *on* für Wärme) – also beruhigende Wärmetherapie. Dabei sitzen die Patienten fünfzehn Minuten lang in einer auf 60 °C eingestellten Infrarotsauna und ruhen im Anschluss dreißig Minuten außerhalb der Sauna in Handtücher gehüllt. Außerdem werden die Patienten ermuntert, zum Ausgleich für das Schwitzen reichlich Wasser zu trinken.

Es wurde nachgewiesen, dass die Waon-Therapie die Funktion der Endothelzellen und den Blutkreislauf verbessert. Die Wand Ihrer Arterien besteht aus einer Schicht, die Endothel genannt wird. Dieses fungiert nicht nur als schlichte Barriere zwischen Gewebe und Blut, die Endothelzellen produzieren Dutzende chemischer Stoffe, die die Arterien vor den Ablagerungen von Plaque oder Blutgerinnseln beziehungsweise der Bildung von Verschlüssen schützen.

Wenn Sie an einer Krankheit leiden, verarbeitete Lebensmittel oder Junkfood verzehren, gestresst oder übergewichtig sind, enthält Ihr Blut viele Moleküle, die Entzündungen und schädliche Prozesse auslösen. Nach einer einwöchigen Waon-Therapie lässt sich ein Rückgang dieser Moleküle sowohl bei Patienten mit einer Herzerkrankung als auch beim Durchschnittsbürger nachweisen, der ein stressreiches westliches Leben führt.

Ein Kennzeichen einer Herzerkrankung besteht in der verminderten Fähigkeit, Sport zu treiben. Nach einer Behandlung mit der Waon-Therapie zeigen Patienten ungeachtet der Tatsache, ob sie normalerweise von vaskulären Problemen in den Beinen oder im Herz eingeschränkt sind, eine verbesserte Gehfähigkeit – möglicherweise dank eines gesünderen Endothels und des Rückgangs der entzündlichen Prozesse.

Im Rahmen einer beeindruckenden Studie mit 129 an schweren Herzproblemen leidenden Patienten wurden Teilnehmer, die mindestens zweimal pro Woche mit der Waon-Therapie behandelt wurden, mit ähnlichen Patienten verglichen, die nicht in den Genuss dieser Therapie kamen. Innerhalb der fünfjährigen Beobachtungszeit kam es bei den mit der Waon-Therapie behandelten Patienten nur halb so häufig zu wiederholten Krankenhauseinweisungen wie bei den anderen! Gäbe es ein Medikament, das bei diesen Patienten Krankenhausaufenthalte und Todesfälle um fünfzig Prozent reduzieren würde, wäre damit problemlos ein Milliardengeschäft zu machen.

Auch eine Dampfsauna kann heilen. Neuere Studien aus Finnland haben die Auswirkungen der traditionellen finnischen Dampfsauna auf die Sterblichkeit, den Blutdruck sowie die Gefäßgesundheit und Herzereignisse untersucht. Ich mache mir zwar wegen der Belastung durch die sehr hohen Temperaturen in Dampfsaunas für Herzpatienten Gedanken, doch die finnischen Daten einer großen Patientenzahl sind sehr ermutigend.

Schützen Sie Ihr Herz

💙 Wissenschaftliche Untersuchungen der vergangenen fünfundzwanzig Jahre belegen, dass eine Herzerkrankung mithilfe der Ernährung rückgängig gemacht werden kann.

💙 Die Chelat-Therapie und Ergänzungsmittel können Herzereignisse reduzieren und Giftstoffe beseitigen.

💙 Das Schwitzen, insbesondere in einer Infrarotsauna, ist ein bewährtes Therapieverfahren.

💙 Eine gesunde Ernährung, Sport und Stressmanagement sind die Grundlagen der Herzgesundheit.

Erste Schritte

Ich empfehle Ihnen eindringlich, den Kauf einer Heim-Infrarotsauna in Erwägung zu ziehen. Sie benötigt nur wenig Platz. Ich habe eine solche in meinem Schlafzimmer stehen.

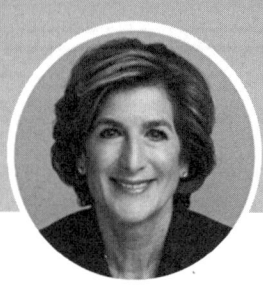

*Balance bedeutet ein perfektes Gleichgewicht.
Aber so etwas gibt es nicht. Das wäre eine falsche
Erwartung. Was es in Ihrem Leben gibt, sind Prioritäten
und Dimensionen. Darin, wie Sie diese in Ihr Leben
integrieren, finden Sie das wahre Glück.*

Denise Morrison, CEO, Campbell Soup Company

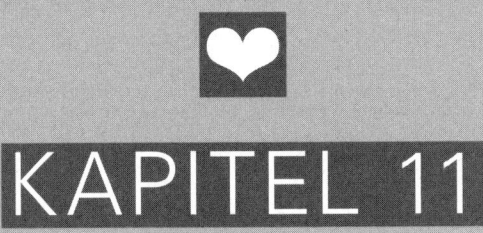

Schlussfolgerungen

Wenn Sie bis hierher gelesen haben, wissen Sie nun, welche Gewohnheiten und Fähigkeiten notwendig sind, um ein langes und produktives Leben ohne die Tragödie eines Herzinfarkts führen zu können. Ich will zwar niemandem zu nahe treten, aber ich betrachte Herzinfarkte als Fehler, als verpasste Gelegenheiten und geradezu fahrlässige Ereignisse, die großartige Menschen in der Blüte ihres Lebens schwer beeinträchtigen oder das Leben kosten können.

Vor ein paar Jahren strahlte der amerikanische TV-Sender PBS in einer Dokumentation mit dem Titel *Der letzte Herzin-*

farkt ein Interview mit dem ehemaligen US-Präsidenten Bill Clinton aus. In diesem Interview teilte Bill Clinton mit, dass er nach seiner Operation am offenen Herz davon ausgegangen war, nun einen Persilschein für eine lange Gesundheit zu haben. Als die Symptome nach wenigen Jahren jedoch wiederkehrten und Clinton eine seiner Gefäßüberbrückungen einbüßte, beschloss er, seinen Lebensstil grundlegend zu verändern, um in Zukunft nach Möglichkeit ohne Herzerkrankung leben zu können. In dieser Dokumentation erläuterte er die Schritte, wie er seine Ernährung und sein Fitnessprogramm umstellte, um dieses Ziel zu erreichen.

Genau wie Präsident Clinton sehe auch ich dem letzten Herzinfarkt entgegen. Wir brauchen nicht mehr von Tragödien zu lesen, wie die von Imre Molnar oder von denjenigen mit glücklichem Ausgang wie bei Bob Harper oder dem Kardiologen John Warner. Zu viele große Unternehmer aus allen Gesellschaftsschichten sind Herzerkrankungen zum Opfer gefallen. Wir können unser Herz mit dem in diesem Buch erläuterten Programm nachweislich schützen und unser Risiko für einen Herzinfarkt oder Schlaganfall um 90 Prozent senken. Ungeachtet der Hürden, die Sie überspringen müssen, um das gesamte Programm zur Vermeidung von Herzinfarkten, das ich hier beschrieben habe, umzusetzen, können diese Hindernisse mithilfe eines Traums, mithilfe von Ansporn und einem Plan, sich neue Fähigkeiten und Gewohnheiten anzueignen, überwunden werden.

Häufig sage ich zu meinen Patienten, dass ein Mensch mit einer guten Gesundheit tausend Träume, aber ein gesundheitlich angeschlagener Mensch nur einen einzigen Traum hat.

Machen Sie Ihren Unternehmensplänen, vielleicht Ihren Aktionären, aber mit Sicherheit Ihrem Ehepartner und Ihren Kindern - doch hauptsächlich Ihrem eigenen Überleben - zuliebe keine Ausflüchte. Arbeiten Sie einen Plan aus, um Ihre Gesundheit zurückzugewinnen und ein Leben ohne Herzinfarkte führen zu können. Lassen Sie sich testen - stellen Sie nicht einfach nur Vermutungen an! Nehmen Sie kompromisslos gesunde Lebensgewohnheiten an und überprüfen Sie von Zeit zu Zeit Ihre Fortschritte. Wir treffen uns als Hundertjährige!

Danksagung

»Ein Herzinfarkt im Alter von achtzig Jahren ist höhere Gewalt, aber ein Herzinfarkt vor dem achtzigsten Geburtstag ist vermeidbar.« Diese eindrucksvollen Worte sagte vor mehr als sechzig Jahren der für Präsident Eisenhower zuständige Kardiologe und Gründer der American Heart Association, Paul Dudley White. Doch dieser Satz hat heute noch ebenso Gültigkeit wie zu Eisenhowers Zeiten.

Dieses Buch ist das Ergebnis meiner zehn Jahre dauernden medizinischen Ausbildung und meiner fast dreißigjährigen Praxis als Kardiologe, und sein Ziel ist, die Herausforderung anzunehmen, die Dr. White beschrieben hat: Herzinfarkte zu verhindern. Obwohl es in den vergangenen fünfzig Jahren phänomenale Fortschritte in der Behandlung von Herzerkrankungen gegeben hat, haben wir noch einen langen Weg vor uns. Wann immer in den Medien die Nachricht vom tragischen Tod eines äußerst produktiven Menschen verbreitet wird, der in der Blüte seiner Schaffenskraft einem Herzinfarkt zum Opfer gefallen ist – der Haupttodesursache in westlichen Gesellschaften –, werde ich daran erinnert, dass ich nicht ruhen darf. Mein Ziel besteht darin, so viele Menschen wie möglich darüber zu informieren, wie man eine Herzerkrankung entdecken und behandeln kann, bevor sie zu einer weiteren tragischen Situation führt.

Ich danke allen meinen Lehrern, die mir zu verstehen geholfen haben, wie man eine Herzerkrankung erkennt und verhindert oder rückgängig macht, falls sie sich bereits entwickelt hat. Und ich danke meiner Frau Karen dafür, dass sie mich immer unterstützt und Verständnis für die vielen Stunden der Ausbildung und Praxis aufgebracht hat, die in dieses Werk eingeflossen sind.

Über Joel Kahn

Dr. Joel Kahn ist Gründer des Kahn Center for Cardiac Longevity in Bingham Farms, Michigan, der fortschrittlichsten Klinik für die Reversion von Herzerkrankungen. Modernste Laboruntersuchungen und vaskuläre Diagnostik ermöglichen eine personalisierte umfassende Behandlung und Ernährungsberatung. Der Schwerpunkt liegt auf der Bestimmung der arteriellen und kardialen Alterung, die mithilfe erprobter Verfahren mit der Zeit verlangsamt und umgekehrt werden kann. Dr. Kahn behandelt Patienten aus aller Welt.
Kahnlongevitycenter.com

Ressourcen

DNA-Schutzformel

Diese Formel zum Schutz der DNA vor Strahlenschädigungen enthält neben Wasserkresse-Extrakt, Chlorophyll und Zink das Antioxidans Xanthohumol. Lifeextensioneurope.com/dna-protection-formula-30-vegetarian-capsules-life-extension

Unterstützergruppe für eine auf pflanzlicher Kost basierende Ernährung

Die Gruppe setzt sich für evidenzbasierte Informationen über eine auf pflanzlicher Kost basierende vollwertige Ernährung und einen aktiven Lebensstil ein. Pbnsg.org

Literaturhinweise

Einleitung

1. Kahn J., The 5th Clue to Silent Heart Disease You Must Know. April 2017. https://journal.thriveglobal.com/the-5th-clue-to-silent-heart-disease-you-must-know-dac31d73ea22

2. Benjamin E. J. et al., Heart Disease and Stroke Statistics – 2018 Update: A Report From the American Heart Association. Circulation, 2018; CIR.558.

3. Larcker D. F., Tayan B. Sudden Death of a CEO: Are Companies Prepared When Lightning Strikes? Stanford Closer Look Series, März 2012.

Kapitel 2

1. Kahn J., The 5th Clue to Silent Heart Disease You Must Know. April 2017. https://journal.thriveglobal.com/the-5th-clue-to-silent-heart-disease-you-must-know-dac31d73ea22

2. Hwang S. J. et al., Maintenance of Ideal Cardiovascular Health and Coronary Artery Calcium Progression in Low-Risk Men and Women in the Framingham Heart Study. Circulation: Cardiovascular Imaging, Januar 2018;11(1):e006209.

3. Kaplan H. et al., Coronary atherosclerosis in indigenous South American Tsimane: a cross-sectional cohort study. The Lancet. 389 (10080): S. 1730–1739.

4. Mahmood, Syed S. et al., The Framingham Heart Study and the Epidemiology of Cardiovascular Diseases: A Historical Perspective. The Lancet 383.9921 (2014): S. 999–1008.

5. Kahn J., How To Predict A Heart Attack By Looking At Your Earlobes. Dezember 2016.

6. Carlsen M. H. et al., The total antioxidant content of more than 3100 foods, beverages, spices, herbs and supplements used worldwide. Nutrition Journal. 2010; 9: 3.

Kapitel 3

1. https://www.mdcalc.com/framingham-coronary-heart-disease-risk-score

2. Gibbons R. J. et al., ACC/AHA 2002 Guideline Update for Exercise Testing: A Report of the American College of Cardiology/American Heart Association Task Force on Practice Guidelines (Committee on Exercise Testing), American College of Cardiology Foundation and the American Heart Association. 2002.

Kapitel 4

1. Goff D. C. et al., 2013 ACC/AHA Guideline on the Assessment of Cardiovascular Risk. Circulation. 2014; 129: S. 49–S. 73.

2. Perrone-Filardi P. et al., Cardiac computed tomography and myocardial perfusion scintigraphy for risk stratification in asymptomatic individuals without known cardiovascular disease: a position statement of the Working Group on Nuclear Cardiology and Cardiac CT of the European Society of Cardiology. European Heart Journal. 1. August 2011; 32(16): S. 1986–1993.

3. Shah N. R. und Coulter S., An Evidence-Based Guide for Coronary Calcium Scoring in Asymptomatic Patients without Coronary Heart Disease. Texas Heart Institute Journal. 2012; 39(2): S. 240–242.

4. Budoff M. J. et al., Prognostic Value of Coronary Artery Calcium in the PRO-MISE Study (Prospective Multicenter Imaging Study for Evaluation of Chest Pain). Circulation. (2017) 21. November; 136(21): S. 1993-2005.

5. Chang S. M. et al., Value of CACS Compared With ETT and Myocardial Perfusion Imaging for Predicting Long-Term Cardiac Outcome in Asymptomatic and Symptomatic Patients at Low Risk for Coronary Disease. JACC Cardiovascular Imaging. Februar 2015; 8(2): S. 134-144.

6. Studies Suggest Coronary Calcium Score Indicates Long-Term Heart Health: Five new studies bolster evidence for coronary artery calcium scans as assessment tool. American College of Cardiology press release, 29. März 2014.

7. Jeff Fine, personal communication. http://nationalhearthealth.org

8. Yadon Arad Y. et al., Treatment of Asymptomatic Adults With Elevated Coronary Calcium Scores With Atorvastatin, Vitamin C, and Vitamin E: The St. Francis Heart Study Randomized Clinical Trial. Journal of the American College of Cardiology. 5. Juli 2005; 46(1); S. 66-172.

Kapitel 5

1. Bashour L. et al., The Role of Interleukin-1 Genotype in the Association between Coronary Heart Disease and Periodontitis in a Syrian Population. International Scholarly Research Notices: Dentistry. (2013), Artikel ID 195678, 9 Seiten.

2. Goff D. C. et al., 2013 ACC/AHA Guideline on the Assessment of Cardiovascular Risk: A Report of the American College of Cardiology/American Heart Association Task Force on Practice Guidelines. Circulation. 2014; 129: S. 49-S. 73.

3. van den Oord S. C. et al., Carotid intima-media thickness for cardiovascular risk assessment: systematic review and meta-analysis. Atherosclerosis. Mai 2013; 228(1): S. 1-11.

4. Hurst R. T. et al., Clinical use of carotid intima-media thickness: review of the literature. Journal of the American Society of Echocardiography. Juli 2007; 20(7): S. 907-14.

5. Bots M. L. et al., Common carotid intima-media thickness and risk of stroke and myocardial infarction: the Rotterdam Study. Circulation. 2. September 1997; 96(5): S. 1432-7.

6. Taylor A. J. et al., Extended-release niacin or ezetimibe and carotid intima-media thickness. New England Journal of Medicine. 26. November 2009; 361(22): S. 2113-22.

Kapitel 6

1. Otvos J. D. et al., Clinical Implications of Discordance Between LDL Cholesterol and LDL Particle Number. Journal of Clinical Lipidology. März-April 2011; 5(2): S. 105-113.

2. Parthasarathy S. et al., Oxidized Low-Density Lipoprotein. Methods in Molecular Biology. 2010; 610: S. 403-417.

3. Ridker P. M. et al., Antiinflammatory Therapy with Canakinumab for Atherosclerotic Disease. New England Journal of Medicine. 2017; 377: S. 1119-1131.

4. Klerk M. et al., MTHFR TT polymorphism and risk of coronary heart disease: a meta-analysis. Journal of the American Medical Association. 2002; 288: S. 2023-31.

5. Nordestgaard B. G. et al., Lipoprotein(a) as a cardiovascular risk factor: current status. European Heart Journal. Dezember 2010; 31(23): S. 2844-2853.

6. Nichols G. A. et al., Normal fasting plasma glucose and risk of type 2 diabetes diagnosis. American Journal of Medicine. Juni 2008; 121(6): S. 519-24.

7. Norman P. E. und Powell J. T., Vitamin D and Cardiovascular Disease. Circulation Research. 2014; 114: S. 379-393.

8. Feig D. I. et al., Uric Acid and Cardiovascular Risk. New England Journal of Medicine. 23. Oktober 2008; 359(17): S. 1811-1821.

9. Jiang S. et al., Role of gamma-glutamyltransferase in cardiovascular diseases. Experimental & Clinical Cardiology. Winter 2013; 18(1): S. 53-56.

10. Liu, Chia-Chen et al., Apolipoprotein E and Alzheimer Disease: Risk, Mechanisms, and Therapy. Nature Reviews. Neurology 9.2 (2013): S. 106-118.

Kapitel 7

1. McGinnis J. M. und Foege W. H., Actual causes of death in the United States. Journal of the American Medical Association. 10. November 1993; 270(18): S. 2207-12.

2. Mokdad A. H. et al., Actual causes of death in the United States, 2000. Journal of the American Medical Association. 10. März 2004; 291(10): S. 1238-45.

3. Ford E. S. et al., Healthy living is the best revenge: findings from the European Prospective Investigation Into Cancer and Nutrition-Potsdam study. Archives of Internal Medicine. 10. August 2009; 169(15): S. 1355-62.

4. Ford E. S. et al., Ideal Cardiovascular Health and Mortality from All Causes and Diseases of the Circulatory System among Adults in the United States. Circulation. 2012; CIRCULATIONAHA.111.049122.

Kapitel 8

1. Espne G. A., The Type A behavior pattern and coronary heart disease: a critical and personal look at the Type A behavior pattern at the turn of the century. Science Direct. September 2002; 1241; S. 99-104.

2. Takotsubo cardiomyopathy (broken-heart syndrome). Harvard Women's Health Watch, veröffentlicht November 2010, aktualisiert 9. April 2016. https://www.health.harvard.edu/heart-health/takotsubo-cardiomyopathy-broken-heart-syndrome.

3. Kotla S. K. und Nathaniel C., Recurrent Stress-Induced Cardiomyopathy: A Case Report and Review Article. Case Reports in Medicine. (2011), Artikel ID 160802, 4 Seiten. https://www.hindawi.com/journals/crim/2011/160802/

4. Yoga: In Depth. National Center for Integrative and Complementary Medicine. D472, zuletzt aktualisiert im Juni 2013.

5. Brook R. D., Beyond Medications and Diet: Alternative Approaches to Lowering Blood Pressure, Hypertension. Juni 2013; 61(6): S. 1360-83.

6. Qu S. et al., (2013) Rapid Gene Expression Changes in Peripheral Blood Lymphocytes upon Practice of a Comprehensive Yoga Program. PLoS ONE 8(4): e61910.

7. Hegde S. V. et al., Effect of 3-Month Yoga on Oxidative Stress in Type 2 Diabetes With or Without Complications: A controlled clinical trial. Diabetes Care. Oktober 2011; 34(10): S. 2208-2210.

8. Kahn J., I'm A Cardiologist: Here's Why I Did The Same Yoga Sequence Every Day For A Year. 27. Juli 2017. https://www.mindbodygreen.com/articles/natural-remedies-our-health-editor-always-has-in-her-medicine-cabinet.

9. Schneider R. H. et al., Stress reduction in the secondary prevention of cardiovascular disease: randomized, controlled trial of transcendental meditation and health education in Blacks. Circulation: Cardiovascular Quality and Outcomes. November 2012; 5(6): S. 750-8. https://www.ncbi.nlm.nih.gov/pubmed/23149426

10. Kahn, J., How To Manage Your Stress In 76 Seconds. 9. September 2013. https://www.mindbodygreen.com/0-10891/how-to-manage-your-stress-in-76-seconds.html

11. Weil A., Three Breathing Exercises And Techniques. Überarbeitet Mai 2016. https://www.drweil.com/health-wellness/body-mind-spirit/stress-anxiety/breathing-three-exercises/

12. McCraty, R. und Shaffer F., Heart Rate Variability: New Perspectives on Physiological Mechanisms, Assessment of Self-regulatory Capacity, and Health Risk. Global Advances in Health and Medicine Band 4, Nummer 1 • Januar 2015.

Kapitel 9

1. prolonfmd.com

2. Hu F. B. et al., Diet, Lifestyle, and the Risk of Type 2 Diabetes Mellitus in Women. New England Journal of Medicine. 2001; 345: S. 790-797.

3. Yusuf S. et al., Effect of potentially modifiable risk factors associated with myocardial infarction in 52 countries (the INTERHEART study): casecontrol study. The Lancet. 11. September 2004; 364(9438): S. 937-952.

4. Chiuve S. E. et al., Healthy lifestyle factors in the primary prevention of coronary heart disease among men: benefits among users and nonusers of lipid-lowering and antihypertensive medications. Circulation. 11. Juli 2006; 114(2): S. 160-7.

5. Akesson A. et al., Combined effect of low-risk dietary and lifestyle behaviors in primary prevention of myocardial infarction in women. Archives of Internal Medicine. 22. Oktober 2007; 167(19): S. 2122-7.

6. Chiuve S. E. et al., Healthy lifestyle factors in the primary prevention of coronary heart disease among men: benefits among users and nonusers of lipid-lowering and antihypertensive medications. Circulation. 11. Juli 2006; 114(2): S. 160-7.

7. Hoevenaar-Blom M. P. et al., Sufficient sleep duration contributes to lower cardiovascular disease risk in addition to four traditional lifestyle factors: the MORGEN study. European Journal of Preventive Cardiology. November 2014; 21(11): S. 1367-75.

8. Akesson A. et al., Low-risk diet and lifestyle habits in the primary prevention of myocardial infarction in men: a population-based prospective cohort study. Journal of the American College of Cardiology. 30. September 2014; 64(13): S. 1299-306.

9. Elwood P. E. et al., Healthy Lifestyles Reduce the Incidence of Chronic Diseases and Dementia: Evidence from the Caerphilly Cohort Study. PLoSOne. 2013; 8(12): e81877.

10. Li Y. et al., Impact of Healthy Lifestyle Factors on Life Expectancies in the US Population. Circulation. 8. Mai 2018; 137(19).

Kapitel 10

1. Rozanski A. und Berman, S. D., New ACCF/ACC guidelines for coronary artery calcium scanning in asymptomatic adults. Cardiology Today, März 2011.

2. Ornish D. at al., Intensive lifestyle changes for reversal of coronary heart disease. Journal of the American Medical Association. 16. Dezember 1998; 280(23): S. 2001-7.

3. Horrigan B., Ornish and Pritikin Programs Approved by CMS. Explore, November–Dezember 2010; 6(6): S. 346-348.

4 Esselstyn C. B., Updating a 12-year experience with arrest and reversal therapy for coronary heart disease (an overdue requiem for palliative cardiology). American Journal of Cardiology. 1. August 1999; 84(3): S. 339-41, A8.

5. Esselstyn C. B. et al., A way to reverse CAD? Journal of Family Practice. Juli 2014; 63(7): S. 356-364b.

6. Kris-Etherton P. et al., Lyon Diet Heart Study: Benefits of a Mediterranean-Style, National Cholesterol Education Program/American Heart Association Step I Dietary Pattern on Cardiovascular Disease. Circulation. 2001; 103: S. 1823-1825.

7. Lamas G. A. und Issa O. M., Edetate Disodium-Based Treatment for Secondary Prevention in Post-Myocardial Infarction Patients. Current Cardiology Reports. Februar 2016; 18(2): S. 20.

8. Escolar E. et al., The effect of an EDTA-based chelation regimen on patients with diabetes mellitus and prior myocardial infarction in the Trial to Assess Chelation Therapy (TACT). Circulation: Cardiovascular Quality and Outcomes. Januar 2014; 7(1): S. 15-24.

9. Iryna Dykun I. et al., Statin Medication Enhances Progression of Coronary Artery Calcification: The Heinz Nixdorf Recall Study. Journal of the American College of Cardiology. November 2016; 68(19): S. 2122-8.

10. Crinnion W. J., Sauna as a valuable clinical tool for cardiovascular, autoimmune, toxicant-induced and other chronic health problems. Alternative Medicine Review. September 2011; 16(3): S. 215-25.

11. Genuis S. J. et al., Human Elimination of Phthalate Compounds: Blood, Urine, and Sweat (BUS) Study. Scientific World Journal. 2012; 2012: 615068.

12. Beever R., Far-infrared saunas for treatment of cardiovascular risk factors: summary of published evidence. Canadian Family Physician. Juli 2009; 55(7): S. 691-6.

13. Imamura M. et al., Repeated thermal therapy improves impaired vascular endothelial function in patients with coronary risk factors. Journal of the American College of Cardiology. Oktober 2001; 38(4): S. 1083-8.

14. Oosterveld F. G. et al., Infrared sauna in patients with rheumatoid arthritis and ankylosing spondylitis. A pilot study showing good tolerance, shortterm improvement of pain and stiffness, and a trend towards long-term beneficial effects. Clinical Rheumatology. Januar 2009; 28(1): S. 29-34.

15. Mero A. et al., Effects of far-infrared sauna bathing on recovery from strength and endurance training sessions in men. SpringerPlus. 7. Juli 2015; 4:321.

16. Kihara T. et al., Waon therapy improves the prognosis of patients with chronic heart failure. Journal of Cardiology. April 2009; 53(2): S. 214-8.

17. Laukkanen T. et al., Association between sauna bathing and fatal cardiovascular and all-cause mortality events. JAMA Internal Medicine. April 2015; 175(4): S. 542-8.

Register

A

Adaptogene 121, 133

Adipositas 129, 155

Adrenalin 116

Agatston-Score 61

Alkoholmissbrauch 105, 129

Angina Pectoris 35, 37, 41, 66, 140, 143

Antioxidantien 40, 65, 118

ApoE-Gen (Apolipoprotein E) 98 f.

Arterienverengung,
- Reversion 9, 16
  → Herzerkrankung, Reversion
- Symptome 36

Ashwagandha 121

Aspirin 71

Atemübung (4-7-8-Atemtechnik) 120, 122 f.

Atherosklerose 9 ff., 30 ff., 45 ff., 60, 63, 68 f., 77, 79, 82, 90

B

Beinarterien 37, 41

Belastungstests 48 ff., 56, 140 f., 143

Benzodiazepine 121

Bewegungsmangel 37, 40, 88, 91, 104 ff., 129

Biofeedback 122

Bisphenol A (BPA) 154 f.

Bluthochdruck 9, 26, 34, 37, 64, 68, 70, 96, 122, 129

Body-Mass-Index (BMI) 128, 130 f., 134 f.

Bypass 34, 36, 47, 56 ff., 63, 69, 87, 140, 142, 146

C

Caerphilly-Studie (Wales) 134 f.

Cannabisöl (CBC-Öl) 133

Cardiolite 49 f., 64

Chelat-Therapie 149 ff.

Cholesterin(spiegel) 9, 24, 26, 31, 34, 37, 68, 70, 89 ff., 118, 122, 129, 153

Claudicatio intermittens 37, 41

Colestipol 84

Computertomografie (CT), Entwicklung 58 ff.

CoQ10 153

C-Reaktives Protein (CRP) 83, 91 f.

CT-Angiografie, koronare (CTA) 66, 144

CT-Aufnahmen 32 f., 51, 55 ff., 142

D

Diabetes mellitus → Typ-2-Diabetes

Dysfunktion, sexuelle 30, 155

E

EBT-Scanner 58 ff.

EKG (Elektrokardiogramm) 47, 115

Endothel 157 f.

Erektionsstörungen 30, 36 f., 41

Ernährung 37, 40, 90 f., 94, 98, 103 ff., 123, 131 f., 135, 144 ff.

Esselstyn-Diät (Essy-Diät) 146 f.

F

Fallbeispiele 8 ff., 12 ff., 29 f., 43 ff., 55 ff., 75 f., 89 f., 94, 101 ff., 111 ff., 125 f., 139 ff., 162

Familiäre Hyperlipidämie 34

F-G-F-Formel (Füße – Gabel – Finger) 105, 107, 109

Fibrinogen 83

Framingham-Risiko-Score (FRS) 67, 69

Framingham-Studie 33 f., 48

Freie Radikale 39 f.

G

Gebrochenes-Herz-Syndrom 112, 115 f., 122

Gemüse 90, 106 ff., 131 ff., 147, 152

Geschlechtshormone 98

GGT-Spiegel 97

Glukosetoleranz-Test 95

H

Haarausfall 39, 41

Halsschlagader, große *(Arteria carotis interna)* 76 ff.

Hämoglobin-A1c-Test 95

Harnsäurespiegel 96 f.

Harvard Langlebigkeitsstudie 135 f.

Harvard Schlaganfall-Studie 131 f.

Health Professionals Follow-Up Studie 130 f., 135

HeartMath 122

Herzerkrankung
- Beginn 104 ff.
- Reversion 139 ff.
- stumme 8, 12 f., 15, 24 ff., 56

Herzinfarkt(risiko) 32, 69, 72, 82, 88, 90, 92, 95, 106, 108, 131

Herzinfarkt
- Manager 11 f., 33, 40, 104
- Prädiktoren 129 f.
- Vorbeugung 127 ff.
- Zahlen 10 f., 82

Herzkatheteruntersuchung 56 f., 63 ff.

Homocysteinspiegel 88, 92 f.

hs-CRP (high-sensitivity C-reaktives Protein) 91, 99

Husten, chronischer 23 f., 26

I

Implantate, metallische 63

Infrarotsauna → Waon-Therapie

Insulinresistenz 88, 95

Interleukin 6 (IL-6) 76

Intima-Media-Dicke (IMD) 75 ff., 94

Intima-Media-Dicke-Messung (Definition) 78 ff., 142

Intima-Media-Dicke-Messung (Ergebnis) 81 ff.

K

Kalkablagerungen → Plaque

Kalzium 31 f., 60 f.

Kalzium-Score 55 ff., 67 ff., 77, 83, 94, 126, 142 f.

Karolinska-Studie (Schweden) 133 f.

Kokain 88

Koronare Herzerkrankung 10, 16, 29 ff., 34 ff. → Atherosklerose

Krebserkrankung 106, 108, 128

Kurzatmigkeit 26

L

Laboruntersuchungen 87 ff.

L-Carnitin 94

LDL-Cholesterin 89 ff., 93 f., 129

Linke Koronararterie (LCA) 56, 143

Lipoprotein (a) 9, 31, 88, 93 f., 99

Lp-PLA 2 (Lipoprotein-assoziierte Phospholipase A2) 91

L-Theanin 121

Lyon-Diet-Heart-Study 147 f.

Lysin 94

M

Magnesiumpulver 133

Meditation 119, 122, 126, 129, 145

Melatonin 119, 133

Menopause 131

Methylentetrahydrofolat-Reduktase (MTHFR) 88, 92 f., 99

Molnar, Imre 10 ff., 16 f., 19 ff., 40

MORGEN-Studie (Niederlande) 132 f.

MPO-Test (Myeloperoxidase-Test) 91

Multislice-Computertomografie 62, 65

Multivitaminpräparate 151

N

Nahrungsergänzungsmittel 30 f., 58, 73, 77, 103
Niacin 84, 94
NMR-(nuclear magnetic resonance)-Lipoproteinanalyse 90
Nurses' Health Studie 128, 131, 135

O

Obst 106 ff., 131 ff., 147
Ohrläppchen, Falte im 26, 38, 41
Omega-3-Fettsäuren 90 f., 154
Ornish-Diät 144 ff.

P

PCSK9-Inhibitoren 94
Phthalate 154 f.
Plaque (weiche/harte) 31 ff., 50, 59 ff., 68, 71 f., 78 ff., 157
PROMISE-Studie 69
Pulswellengeschwindigkeit 92

R

Rauchen 34, 37, 40, 47, 51, 70, 82, 88, 104 ff., 128 f., 132 ff.
Rhodiola rosea 121
»Rosten« 39 f., 90
Rotterdam-Studie 82

S

Sauna 154 → Waon-Therapie
Schilddrüsenhormone 97
Schlaf 38, 133, 136
Schlafapnoe 38 f., 88, 133
Schlaganfall(risiko) 32, 47, 82, 87 f., 90, 92, 106, 108, 131 f.
Schwermetalle, toxische 149, 151 f., 154, 156
Schwitzen 154 ff.

Selbsthilfegruppe 141 f.
Statine 71, 83 f., 94, 152 f.
Stent 15, 36, 45, 47, 57 f., 63, 69, 87, 94, 142, 150
Strahlenbelastung bei Untersuchungen 64 f.
Stress 16, 29, 39 f., 50, 64, 66, 88, 107, 111 ff., 157
Stress-Kardiomyopathie 114
Sympathisches Nervensystem (SNS) 116 f.

T

TACT-Studien 149 ff.
Thallium 64
Trimethylamin-N-Oxid-Spiegel (TMAO) 88
Typ-2-Diabetes 34, 51, 59, 64, 67, 70, 82, 90, 95, 106, 108, 128 f., 150

U

Übergewicht 37 f., 70, 88, 90, 108 f., 128, 157
Ultraschalluntersuchung 76 ff.

V

Verdauungsprobleme 26
Vitamin B 92 f.
Vitamin C 94
Vitamin D 96
Vollkornprodukte 106 ff., 131 f., 135

W

Walnüsse 91, 137, 154
Waon-Therapie 157 f.
Wiederbelebungsmaßnahmen 14 f.

Y

Yoga 116 ff., 122, 126

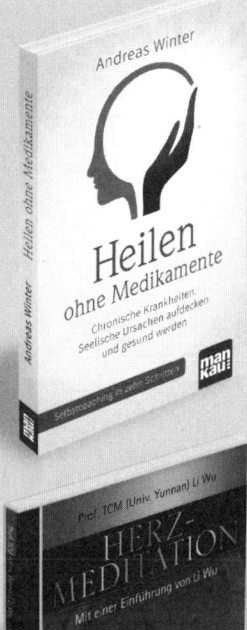

Andreas Winter

HEILEN OHNE MEDIKAMENTE

Chronische Krankheiten: Seelische Ursachen aufdecken und gesund werden. Selbstcoaching in zehn Schritten

9,95 € (D) / 10,30 € (A)
ISBN 978-3-86374-190-7

„Mit Hinweis auf spektakuläre Erfolge spürt er [Andreas Winter] der Frage nach, welchen Einfluss die Psyche auf den Körper hat. Dieser Einfluss ist nicht zu unterschätzen, wie wir wissen. Dieses Spannungsfeld laienverständlich auszuleuchten, ist sicher eine Kunst für sich. In seiner Rolle als Experte kann er unterstützen, ‚wollen' müssen jedoch seine Klienten." Hessisches Ärzteblatt

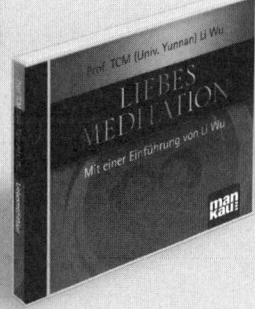

Prof. TCM Univ. Yunnan Li Wu

HERZ-MEDITATION (AUDIO-CD)

Mit einer Einführung von Li Wu

UVP 12,95 € (D/A)
ISBN 978-3-938396-71-1

Die Herz-Meditation ist eine spirituelle Technik, die in früherer Zeit nur durch mündliche Überlieferung weitergegeben und von den chinesischen Schamanen geheim gehalten wurde. Sie stärkt die Kraft, seelisch, geistig oder spirituell miteinander zu verschmelzen und zugleich dem Objekt der Liebe die Freiheit zu geben, es nicht zu vereinnahmen oder in Besitz zu nehmen – es nur zu lieben.

Prof. TCM Univ. Yunnan Li Wu

LIEBESMEDITATION (AUDIO-CD)

Mit einer Einführung von Li Wu

UVP 12,95 € (D/A)
ISBN 978-3-86374-188-4

Die Liebesmeditation bedient sich verschiedener Techniken des Qi Gong und der Bittentherapie, wie sie in der Traditionellen Chinesischen Medizin seit über 3.000 Jahren praktiziert werden. Ausgehend vom kontrollierten Atem geht es in der Liebesmeditation um die innere Sammlung, bei der Körper, Geist und Seele eine deutliche Stärkung erfahren.
Die Kraft der Bittentherapie wirkt auf einige Meridiane und Akupunkturpunkte und gibt bestimmte Informationen an tiefer gelegene Organe, fördert die Durchblutung und den Energiekreislauf, um das gestörte Gleichgewicht zwischen Yin und Yang wiederherzustellen. Die Bittgedanken werden in einem ruhigen und aufnahmefähigen Zustand formuliert.

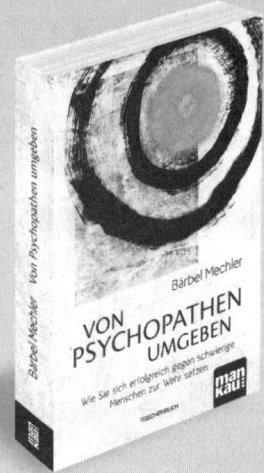

Bärbel Mechler

VON PSYCHOPATHEN UMGEBEN

Wie Sie sich erfolgreich gegen schwierige Menschen
zur Wehr setzen

9,95 € (D) / 10,30 € (A)
ISBN 978-3-86374-123-5

„Fest steht, unter psychopathisch Veranlagten leidet die
Umgebung zunehmend. Die Autorin gibt mir ihrem Buch Ant-
worten darauf, wie mit solchen Menschen richtig umzugehen
ist, um die Lage in den Griff zu bekommen und das eigene
Leben endlich von Leiden zu befreien. (...) Der Ratgeber
bietet eine reiche Vielfalt an anwendbaren Methoden, jede
Menge Rat für Verzweifelte und einen Wegweiser aus vielen
verzwickten Situationen." newsage

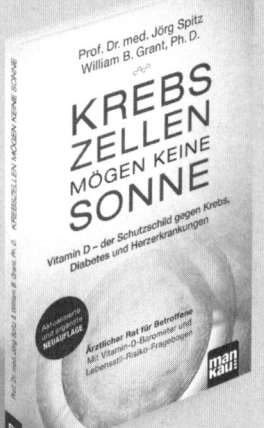

Prof. Dr. med. Jörg Spitz / William B., Ph. D. Grant

KREBSZELLEN MÖGEN KEINE SONNE

Vitamin D – der Schutzschild gegen Krebs, Diabetes
und Herzerkrankungen.

12,95 € (D) / 13,40 € (A)
ISBN 978-3-86374-394-9

„Dass Vitamin D auf einfachste Weise durch Sonnenlicht selbst
vom Körper gebildet wird, ist bekannt. Doch durch die Warnung
vor übermäßiger Sonneneinstrahlung wird leicht übersehen,
dass der normale Nordeuropäer zumindest in den Wintermo-
naten eher zu wenig Licht erhält. (...) Zahlreiche Hinweise zum
Thema Sonneneinwirkung, Einsatzmöglichkeiten von Vitamin D,
sowie Mangeldiagnostik, Dosierung und Art der Präparate
garantieren eine einfache Umsetzung der Empfehlungen."
Arzt, Zahnarzt und Naturheilverfahren

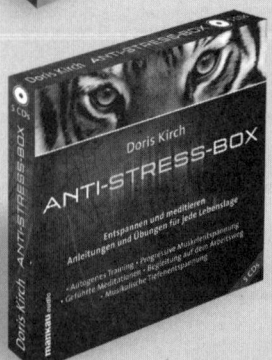

Doris Kirch

ANTI-STRESS-BOX (5 AUDIO-CDS)

Entspannen und meditieren.
Anleitungen und Übungen für jede Lebenslage

UVP 29,95 € (D/A)
ISBN 978-3-938396-40-7

„Gut nachvollziehbare Anleitungen und die angenehme Stimme
von Doris Kirch machen dem Stress schnell den Garaus."
Hannoversche Allgemeine Zeitung

„Auftanken, entspannen, zur Ruhe kommen, Sand unter den
Füßen spüren ... Urlaubsgefühl. Das kann man jeden Tag genießen: mit den Meditationen von Doris Kirch (...) – locker bleiben
kann gelernt werden." praxis+recht

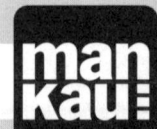